INSPECTION - PALPATION
PERCUSSION
AUSCULTATION

Leur Pratique en Clinique médicale

a

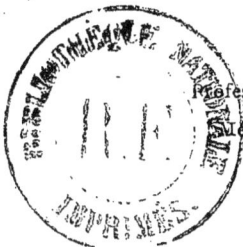

MAURICE LETULLE
Professeur à la Faculté de Médecine de Paris
Membre de l'Académie de Médecine
Médecin honoraire de l'Hôpital Boucicaut.

INSPECTION-PALPATION
PERCUSSION
AUSCULTATION

Leur Pratique en Clinique médicale

*133 figures, dont 12 planches de Radiographie hors
texte, expliquées et commentées.*
Troisième édition, revue et considérablement augmentée.

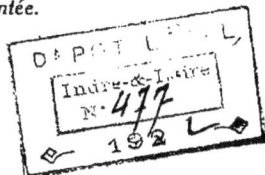

MASSON & Cie, ÉDITEURS
LIBRAIRES DE L'ACADÉMIE DE MÉDECINE
120, BOULEVARD SAINT-GERMAIN, PARIS
1922

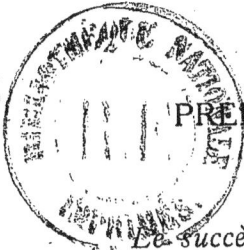

PRÉFACE DE LA 3ᵉ ÉDITION

Le succès réitéré de ce petit livre nous a entraîné à tâcher de le compléter, dans la mesure du plan que nous avions conçu, voilà bientôt dix ans.

Il nous a paru indispensable d'amener les lecteurs, qui nous font ainsi confiance, vers les techniques modernes dont la clinique retire, chaque jour, de merveilleux profits. La RADIOLOGIE, en particulier, apporte à l'Inspection et à la Palpation un renfort tellement considérable, que nous ne craignons point de demander à l'élève-médecin de s'y consacrer avec ardeur, dès ses premières armes dans la vie hospitalière : ses études, plutôt arides, d'anatomie et de physiologie y trouveront une aide précieuse et un encouragement réconfortant. Du même coup, la pratique, quelque peu pénible, au moins au début, pour l'apprenti clinicien, des manœuvres d'inspection, de palpation, de percussion et, surtout, d'auscultation, s'en trouvera allégée et, si l'on peut dire, illustrée de la manière la plus heureuse.

C'est pourquoi nous ne saurions trop remercier ici notre cher collègue et ami, le docteur Aubourg, pour la collaboration dévouée qu'il a bien voulu nous apporter dans la mise au point de cette 3ᵉ édition. Les 12 figures radiographiques que

a.

nous lui devons, ainsi qu'au docteur Delherm,
reproduites sur des planches hors texte, éclairent
à souhait nos descriptions. Elles feront davan-
tage encore : elles suggéreront à l'étudiant le
désir d'apprendre à fond et de cultiver un procédé
d'enquête dont les progrès incessants ouvrent
à la médecine et à la chirurgie un champ
incommensurable.

Ainsi, peu à peu, notre Art, si long à acquérir,
s'éclaire et se rajeunit, grâce aux découvertes de
la Science, et notre expérience des maladies
devient de moins en moins aléatoire, servie qu'elle
est par des moyens physiques précis et sûrs.

19 mars 1922.

MAURICE LETULLE.

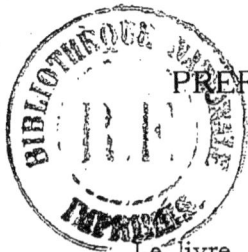

PRÉFACE DE LA 1ʳᵉ ÉDITION

« FIT FABRICANDO FABER. »

Le livre, d'une formule assez nouvelle, que nous publions aujourd'hui, mon dévoué préparateur et ami Gaston Leroy et moi, se présente, avant tout, comme un ALBUM des gestes indispensables à savoir exécuter par tout élève en médecine, dès ses premiers pas à l'hôpital. Notre but, aussi précis que modeste, a été de figurer chacun de ces gestes, accompagné d'un minimum de commentaires, et de les grouper au mieux, en un court *Manuel de Technique*, illustré à l'usage des apprentis-médecins.

Réaliser le *Vade-mecum* des étudiants contraints à aborder, seuls, au lit du malade, et sans conseils suffisants, la dure et difficile carrière du clinicien ; éclairer, *par l'image*, leur inexpérience et leur éviter la pénible école des premières maladresses, source trop fréquente de découragements ; en un mot, rendre attrayante la recherche des « signes physiques », indices de désordres matériels, précieux pour le diagnostic des maladies, tel a été notre unique désir.

Théorique pour tout ce qui a trait à la Pathologie, l'instruction du médecin comporte, d'autre part, une compendieuse éducation *pratique*. En vue de cette éducation, l'intelligence, le raisonnement et la mémoire de l'étudiant doivent se mettre au service de quatre de ses sens : la vue, le toucher, l'ouïe et l'odorat ; sans ces aides nécessaires, la pratique de notre art serait inaccessible. Le côté matériel de notre pro-

fession, notre *métier*, ne s'acquiert et ne se peut per-
fectionner que par l'exercice réitéré et méthodique de
nos sens. La mise en œuvre appropriée et la gymnas-
tique quotidienne de notre vue, voire de notre odorat (au cours de l'*inspection* des malades), de notre
toucher (lors de la *palpation* et de la *percussion*) et
de notre ouïe (durant la *percussion* et l'*auscultation*)
aiguisent peu à peu, affinent d'une façon de mieux
en mieux pénétrante nos perceptions sensorielles
professionnelles.

Toutes ces manœuvres de technique médicale doivent être apprises, aucune ne saurait être devinée.
Pour arriver à palper avec soin, à percuter selon
les règles et à bien ausculter, il fallait, naguère encore, avoir eu la chance inouïe de rencontrer, par
hasard, un bon moniteur, un « technicien des gestes »;
il fallait posséder, en plus, un esprit d'imitation
avisé, avec beaucoup de patience, pour répéter, à
satiété, ces mouvements, jusqu'à les posséder à fond.
On ne saurait trop le dire aux jeunes générations qui
montent derrière nous, une grande habileté manuelle
est de plus en plus exigée de tout médecin, comme
de tout chirurgien : on ne peut plus, de nos jours,
concevoir un *bon* praticien, maladroit de ses doigts.
Que les étudiants ne l'oublient pas, un long appren-
tissage hospitalier est aussi nécessaire à la lente ac-
quisition de notre art que l'est, au sculpteur, au
peintre, au graveur ou à l'architecte, le travail de
l'atelier.

A l'hôpital donc, l'élève doit — tout en évitant
avec grand soin de fatiguer les malades — profiter
le plus tôt possible des occasions qui s'offrent à lui
de s'exercer à l'inspection, à la palpation, à la percussion et à l'auscultation des sujets.

A force de réitérer ces gestes et *en s'entraînant
chaque jour*, le futur médecin acquerra l'habileté
technique dont il aura tant besoin.

Les 106 figures de notre livre sont dues à la main

experte et avisée de notre ami le dessinateur Rei-
gnier ; elles montrent les attitudes les plus favorables
pour le patient et pour le médecin ; elles précisent
les mouvements indispensables ; en un mot, elles dé-
composent et facilitent l'enquête imposée au clinicien.

Les courtes explications qui précèdent ou accom-
pagnent chaque dessin fournissent des indications
utiles pour l'emploi du procédé technique ; elles permettront aux débutants d'éviter la plupart des
lourdes fautes, ce qu'on pourrait appeler les « fausses
manœuvres », si fréquentes lors de l'examen des
organes.

Car ce sont bien des *Manœuvres de Technique médicale* dont nous fournissons le thème et que nous
proposons à l'étudiant ; ces manœuvres sont compa-
rables, à tous points de vue, à celles de « petite chirurgie », de « médecine opératoire » ou de « pratique
obstétricale », au sujet desquelles maints Manuels,
de premier ordre, ont déjà paru, rédigés par des
Maîtres. Si notre dernier venu parvenait à entraîner
les élèves dans la recherche et l'étude des signes
physiques, s'il leur inspirait le désir d'apporter la
plus grande attention dans l'inspection des régions,
la douceur la plus prudente dans la palpation des organes ; si, grâce à nos conseils, tout médecin prenait
soin, dorénavant, de ne jamais se livrer à une percussion profonde sans l'avoir, au préalable, fait précéder
d'une percussion légère, superficielle ; si, enfin, pour
pratiquer l'auscultation — merveilleux moyen d'investigation — nos lecteurs ne se départissaient plus
jamais d'une méthode bien réglée et immuable, nous
nous estimerions récompensés de notre peine.

MAURICE LETULLE.

19 *mars* 1913.

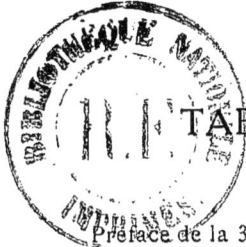

TABLE DES MATIÈRES

APPAREIL RESPIRATOIRE

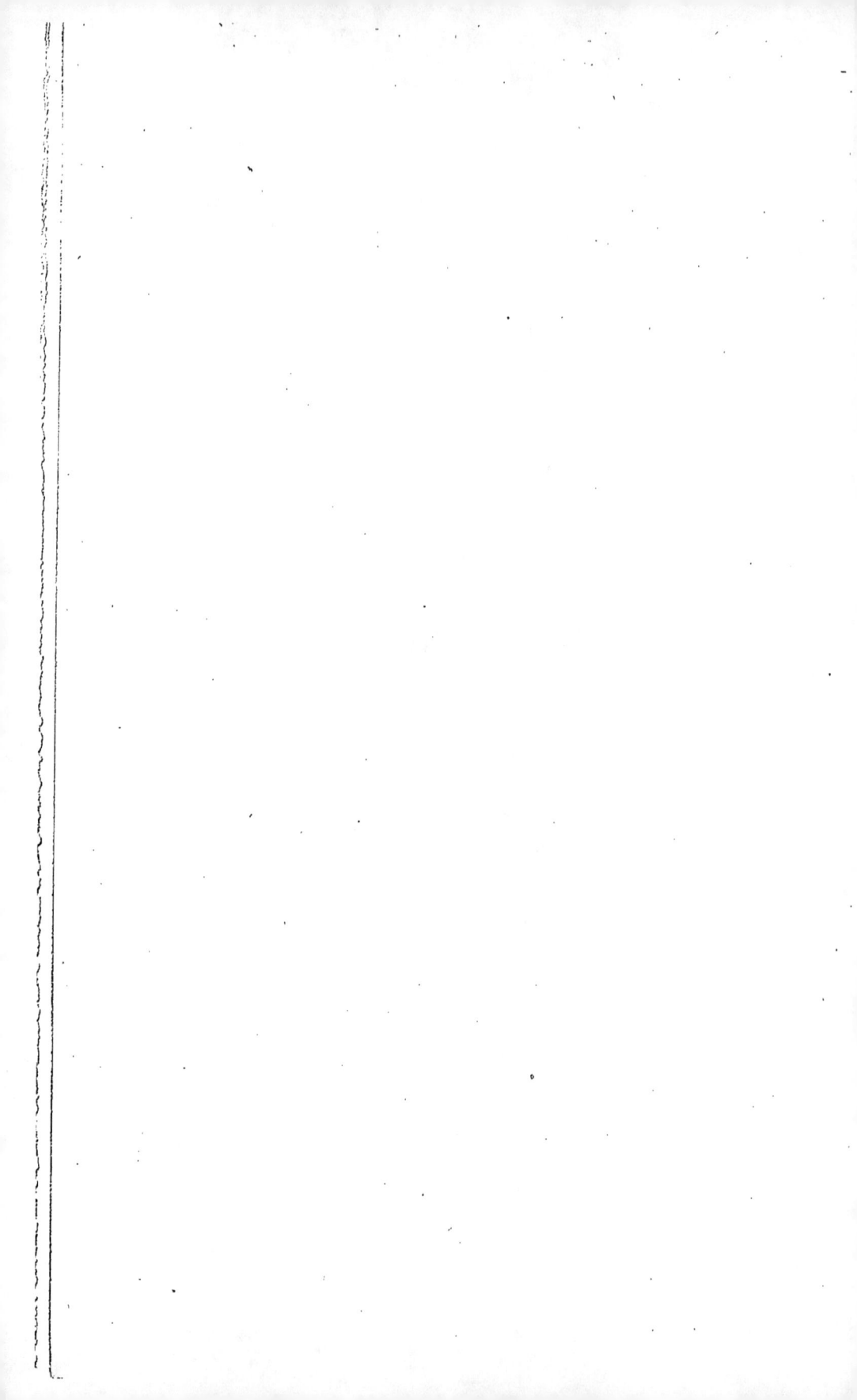

APPAREIL RESPIRATOIRE

REMARQUES PRÉLIMINAIRES

Laissant de côté, dans la présente édition, l'examen des Voies respiratoires supérieures (Rhino-pharynx Larynx, Trachée), nous circonscrirons aux deux *Poumons* la description des procédés techniques d'Inspection, de Palpation, de Percussion et d'Auscultation les plus usuels.

En enfermant, de toutes parts, les lobes pulmonaires, la cage thoracique cache ces organes à la vue ; les masses musculaires insérées sur le gril costal, le relief ostéo-musculaire de l'une et l'autre épaules accroissent encore les difficultés d'une étude méthodique du champ respiratoire, surtout dans sa moitié supérieure. C'est pourquoi, depuis Avenbrugger (1760) et Corvisart (1808), l'Art médical s'est ingénié à inventer des moyens d'investigation susceptibles de déceler l'état, normal ou pathologique, de l'appareil pleuro-pulmonaire. Le génie de Laënnec nous a donné (1816) l'Auscultation ; Piorry a créé, de toutes pièces (1828), la Percussion médiate ; mais les recherches n'ont pas cessé et les techniques se perfectionnent encore chaque jour. La découverte de Rœntgen (1895) en est la preuve éclatante.

En effet, les Rayons X ont apporté à l'inspection des tissus et des organes, en particulier des poumons, un secours véritablement extraordinaire. L'étude radiologique des bronches, du parenchyme pulmonaire, du médiastin et de la plèvre permet de suivre le jeu de nos organes et d'y saisir une foule de modifications dont on n'aurait pu, naguère encore, soupçonner ni le puissant intérêt, ni la valeur diagnostique.

Aussi ne saurait-on trop recommander à l'étudiant-médecin de se livrer, dès ses premières matinées d'hôpital, à la pratique attentive de la Radiologie. Les *images radiographiques* insérées en tête des différents chapitres de ce livre sont, surtout, destinées à solliciter l'intérêt de l'élève et à lui inspirer le désir de bien connaître ce nouveau mode d'enquête. La Radiologie amplifie, d'une façon quasi merveilleuse, et complète à souhait les données de l'*Inspection*, premier moyen technique d'examen dont nous allons esquisser les grandes lignes.

EXAMEN DES POUMONS

I

TOPOGRAPHIE DES POUMONS

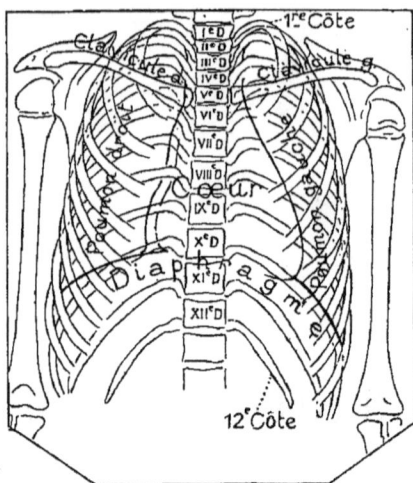

Schéma de la Planche radiographique (fig. n° 1).
Poumon normal d'enfant.

Remarques pour l'image radiographique
des poumons.

Les deux poumons apparaissent en *clair*, grâce à
l'état normal du parenchyme respiratoire.

Les côtes, les clavicules, le sternum, la colonne vertébrale, le cœur et, enfin (à la partie tout à fait inférieure de l'image), le foie, se dessinent en *noir* sur les
clartés des poumons.

Au haut de la figure, au-dessus des clavicules, les
deux sommets pulmonaires forment, chacun, un dôme
clair, exactement délimité par la partie postérieure
de la première côte.

Note concernant l'examen radiologique
des poumons.

La radiographie complète et termine l'examen radioscopique des deux poumons. La radioscopie, en effet, permet de *voir* fonctionner l'appareil pleuropulmonaire, de face, de dos et de profil. L'observateur doit surveiller le jeu des côtes, l'ampliation et la cage thoracique dans son ensemble, les mouvements du diaphragme, l'illumination des sommets pulmonaires, au moment de la toux, etc. Autant de détails ressortissant à la séméiologie de l'appareil respiratoire et qu'un état pathologique pourra modifier.

Remarques pour les figures 2, 3 et 4.

Ces figures schématiques, placées en tête du chapitre, rappelleront les rapports topographiques de
chaque poumon avec la base du cou, la paroi thoracique et le haut de la cavité abdominale.

2. — Schéma de la face antérieure des poumons

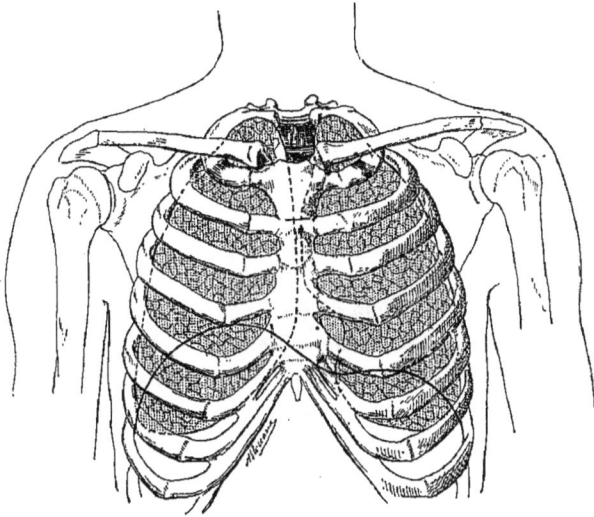

Les poumons sont vus par leur face antérieure.

Le sommet de chaque poumon déborde la partie interne de la clavicule correspondante.

D'après ce schéma, à l'expiration, la base de chaque poumon affleure, en avant, la 7ᵉ côte.

Remarque pour la figure 3.

La figure 3 montre la distance considérable qui séparera, de la main et de l'oreille du médecin, les deux sommets pulmonaires, quand il s'agira de palper, de percuter ou d'ausculter, *en arrière*, les organes de la respiration.

3. — Schéma des poumons, vus en arrière.

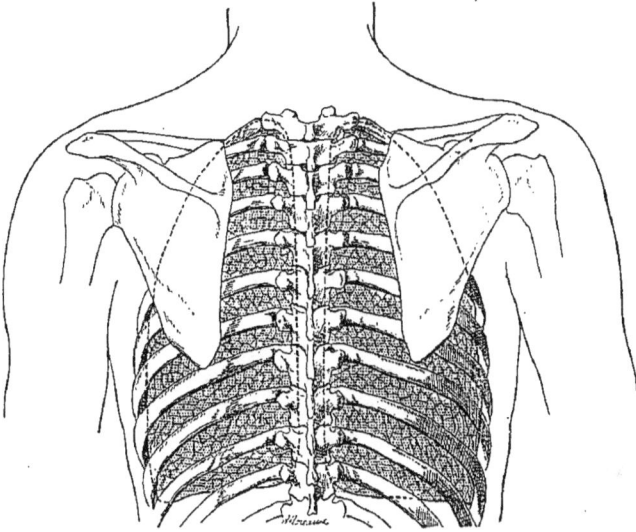

Les poumons sont vus en arrière.

Le sommet de chaque poumon est caché sous les masses musculaires de la base du cou ; l'omoplate recouvre la moitié externe du lobe supérieur.

Dans ce schéma, à l'expiration, la base de chaque poumon ne dépasserait guère l'articulation de la 11ᵉ côte.

Remarque pour la figure 4.

La figure 4 ne permet d'apprécier ni la profondeur, ni la topographie du creux axillaire. Lorsque, le bras étant élevé verticalement, un stéthoscope sera appliqué au haut de l'aisselle, contre la cage thoracique, l'oreille du médecin approchera du sommet pulmonaire beaucoup plus près qu'on ne saurait croire (voy., par comparaison, les figures 39 et 40).

4. — Schéma du poumon droit, vu par sa face externe.

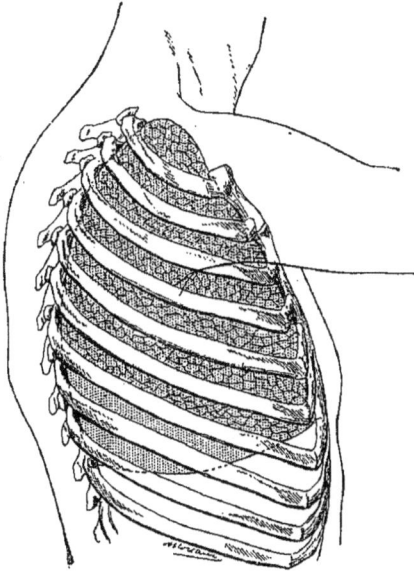

Le poumon droit est vu par sa face externe.

Le sommet du poumon est caché tout au fond du creux de l'aisselle.

II

INSPECTION DU THORAX

Règle générale pour l'inspection du thorax.

En principe, l'examen des poumons est facilité par la mise à nu des parois thoraciques. En pratique, ce desideratum est souvent difficile à réaliser.

**

Après un examen d'ensemble du thorax (face anté-rieure, face postérieure, régions latérales), le médecin, désireux d'étudier une partie de l'un des hémithorax, n'oubliera jamais de la comparer, aussitôt après, avec la région symétriquement correspondante de l'autre hémithorax.

Ce n'est qu'après cette inspection d'ensemble que l'observateur procède à l'examen radioscopique des deux poumons (face antérieure, face postérieure, positions obliques) ; l'inspection n'est complète qu'à ce prix (voy. Remarques préliminaires, p. 3).

INSPECTION DU THORAX

5 et 6. — Attitudes vicieuses du thorax et des épaules.

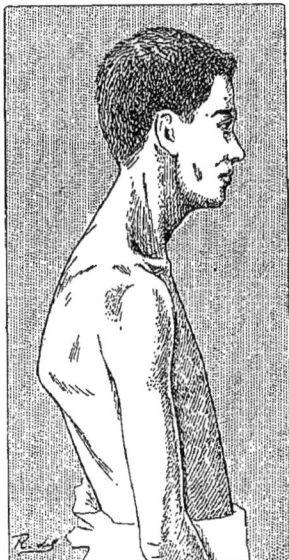

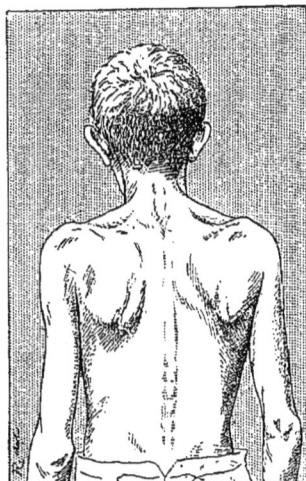

Le malade est debout ou assis ; son torse est nu.

Le médecin inspecte le thorax ; il remarque les épaules tombantes, d'égale ou d'inégale hauteur ; il note l'embonpoint uniforme ou les amaigrissements partiels, la symétrie ou l'asymétrie des deux hémithorax ; il voit le thorax bombé, le thorax affaissé (fig. 4), le dos rond, la scoliose, les scapulæ alatæ (fig. 5) ; il observe le type respiratoire, type costal supérieur, ou type diaphragmatique ; il étudie l'ampliation du thorax pendant les mouvements respiratoires : cette ampliation est-elle uniforme, large, régulière ? il étudie le soulèvement des deux sommets : leur soulèvement est-il régulier, égal ?

III

PALPATION DU THORAX

Remarque pour la figure 7.

La « claudication » d'un sommet (retard d'un côté, comparé à l'autre, dans le soulèvement inspiratoire de la cage thoracique) révèle presque toujours l'existence d'adhérences pleurétiques anciennes coiffant le sommet retardataire.

Cette boiterie d'un poumon, souvent bien appréciable à la simple inspection, est mise en valeur par la palpation bi-manuelle : tel est le *signe de Ruault*.

7. — Recherche du signe de Ruault.

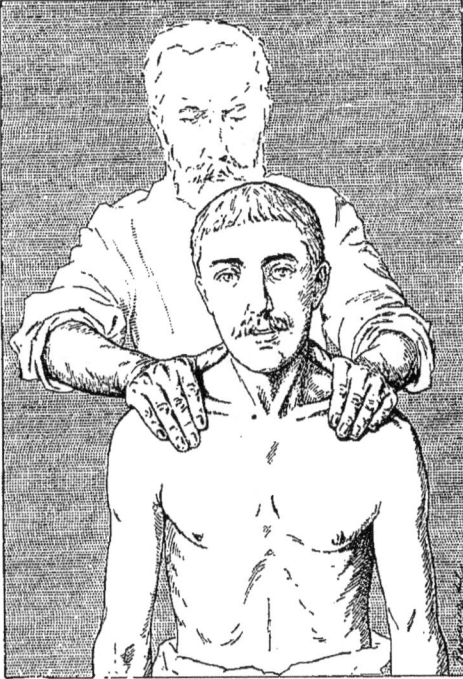

Le médecin, derrière le malade, applique sa main droite sur la base du cou et l'origine de l'épaule droite, sa main gauche sur la base du cou et l'origine de l'épaule gauche ; les quatre derniers doigts de chaque main, joints, débordent la clavicule et affleurent la partie supérieure du grand pectoral.

Le malade respire largement.

Remarque pour la figure 8.

———

Dès le début de la tuberculose pulmonaire, l'amaigrissement (macilence) des masses musculaires qui
recouvrent un sommet altéré est, maintes fois, très
accusé (trapèze, sus-épineux, grand pectoral).

La palpation bi-manuelle fournit, par comparaison,
des renseignements précis sur la forme, le volume et
la consistance de ces différents muscles.

8. — Volume et consistance des muscles recouvrant les sommets pulmonaires.

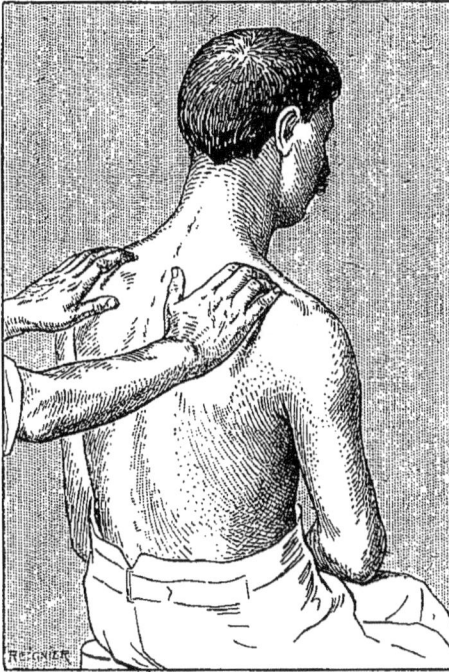

Le médecin est derrière le malade. L'index, le médius et l'annulaire de chaque main palpent, de leur pulpe, le trapèze et le sus-épineux recouvrant le sommet correspondant à la main exploratrice ; les doigts comparent le volume et la forme de ces muscles ; ils en apprécient la consistance.

Remarques pour les figures 9 et 10.

A l'état sain, les vibrations « vocales » du thorax varient, d'une façon notable, suivant le sexe, l'épaisseur des parties molles recouvrant la cage thoracique, le timbre de la voix, la hauteur et l'intensité des sons émis par le larynx.

La recherche de l'état des *vibrations thoraciques* se pratique, soit à l'aide de la pulpe des phalangettes et phalangines des trois doigts intermédiaires, soit au moyen de la face palmaire de la main entière appliquée, à plat, sur les parois thoraciques.

L'enquête peut, d'ailleurs, être poursuivie bi-manuelle, d'une manière simultanée ou successive.

9. — Étude des vibrations thoraciques.

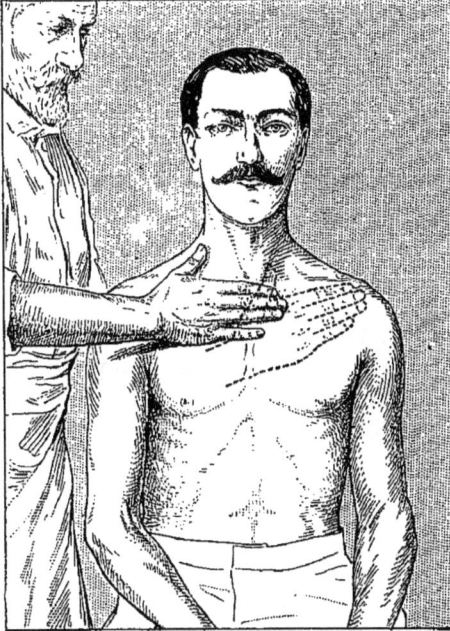

Le médecin est à droite du malade ; il recherche, sur le thorax antérieur, les caractères des vibrations thoraciques ; dans ce but, il applique, tour à tour, sa main droite sur l'hémithorax droit, puis sur le gauche, toujours dans des régions symetriques.

Pendant ce temps, le malade compte à haute voix : 42, 43, etc. ; le médecin note, tout à tour, pour chaque hémithorax, les « signes » fournis par les vibrations thoraciques.

Remarque pour la figure 10.

En étudiant, à l'aide d'une seule main, les vibrations thoraciques, un bon moyen d'enquête consiste à palper, de haut en bas, et tour à tour à gauche, puis à droite, la région dorsale, en des points toujours symétriques.

10. — Recherche des vibrations thoraciques dorsales.

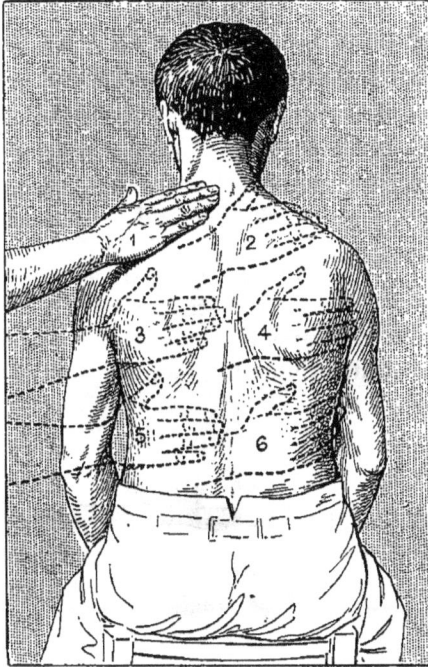

Le médecin, à gauche du malade, recherche les caractères des vibrations thoraciques, le long de la région dorsale ; il emploie les mêmes gestes que lors de la recherche des vibrations thoraciques sur la paroi antérieure du thorax.

Remarque pour la figure 11.

Il est quelquefois utile de mesurer avec exactitude les dimensions comparatives de chaque moitié de la cage thoracique, pendant les mouvements respiratoires.

Le *cyrtomètre, de Woillez*, satisfait à ces desiderata.

La mensuration cyrtométrique peut apporter des renseignements intéressants, au cours des affections aiguës du poumon ou de la plèvre.

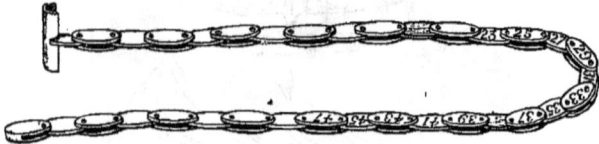

Cyrtomètre, de Woillez.

11. — Mensuration cyrtométrique du thorax.

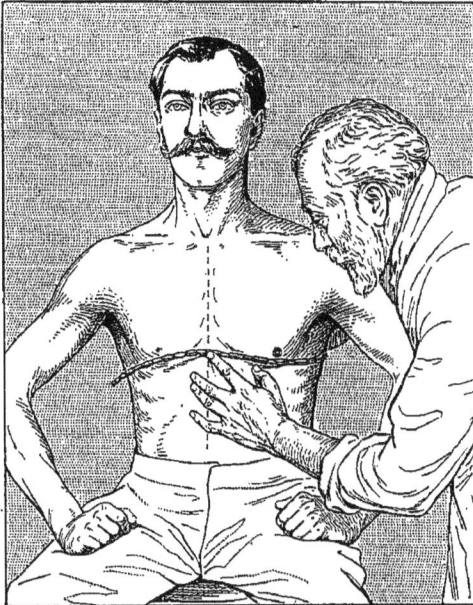

Le médecin repère la ligne des apophyses épineuses, y fixe le cyrtomètre de Woillez, déroule autour d'un hémithorax, puis de l'autre, cette chaîne articulée et lit, sur l'instrument, le nombre de centimètres correspondant, de chaque côté, à la ligne médio-sternale.

Le médecin apprécie l'ampliation de l'hémithorax pendant les mouvements respiratoires, puis il la compare avec celle de l'autre moitié du thorax.

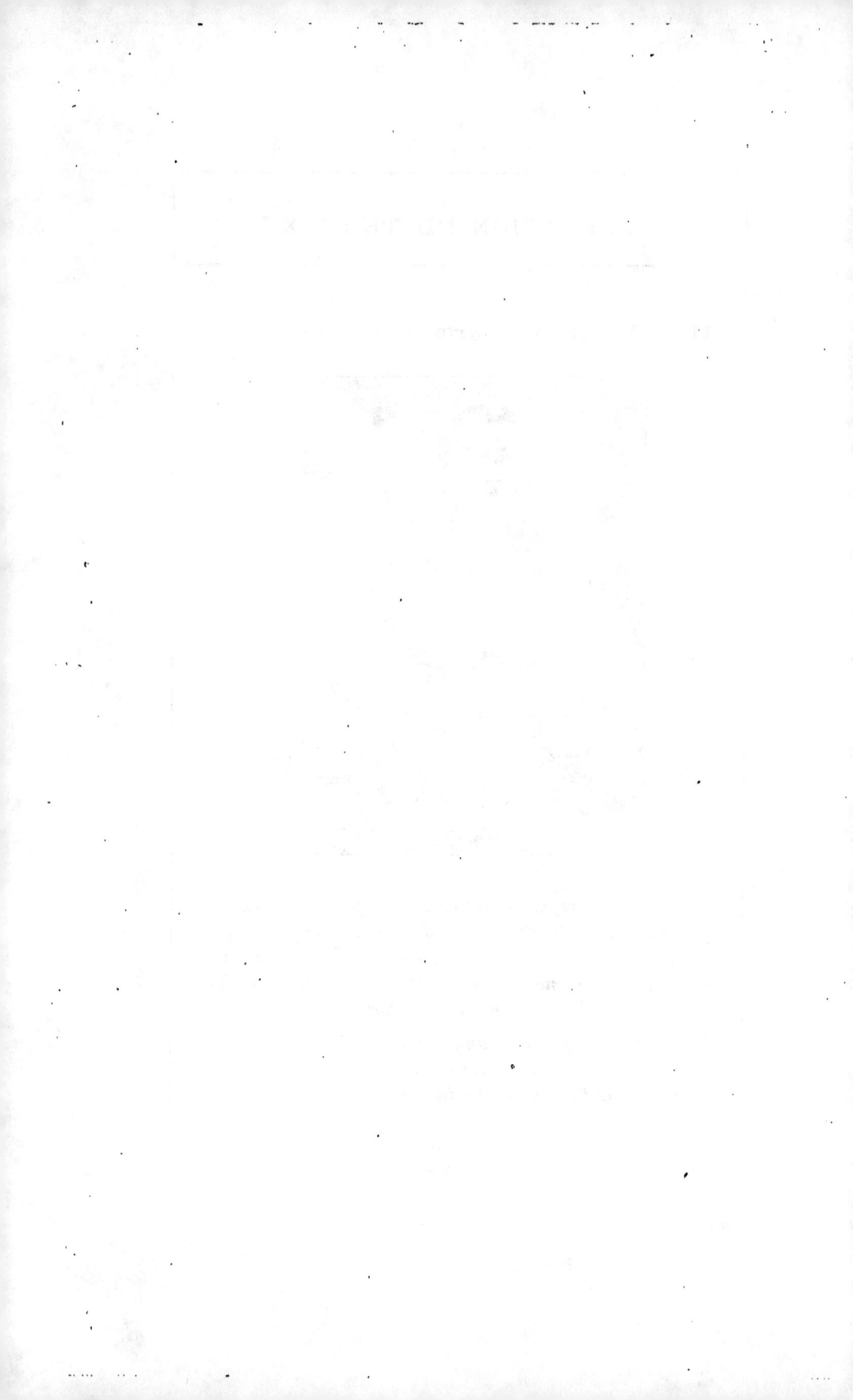

IV

PERCUSSION DU POUMON

Remarque sur la percussion MÉDIATE
digitale

———

Pour la percussion *médiate*, d'une manière générale, il est plus aisé de placer la main percutante et son avant-bras dans une attitude rigoureusement perpendiculaire à la main et à l'avant-bras percutés : le ou les doigts, à demi fléchis, doivent tomber verticalement (à la façon du marteau sur la corde d'une note d'un piano) sur la face dorsale de la phalangine percutée : ce faisant, ils atteignent mieux leur but, et les chocs (que le médecin doit réitérer, jusqu'à obtenir la note exacte qu'il recherche) se succèdent ainsi, sans à-coups.

Remarques générales pour la percussion des sommets pulmonaires.

———

Pour pratiquer une bonne percussion, il faut s'assurer :

1º Que le patient maintient ses épaules bien tombantes ;

2º Que les masses contractiles du cou et des membres supérieurs sont dans la résolution musculaire la plus complète ;

3º Que les membres supérieurs, placés au repos, dans une attitude identique, sont quelque peu soutenus et ne tiraillent pas, de tout leur poids, les masses des épaules.

Remarque pour la figure 12.

———

La fosse sus-épineuse dessine une sorte de triangle dont la base correspond à l'épine de l'omoplate et le bord interne aux apophyses épineuses de la colonne cervicale (fig. 5).

Le médius à percuter occupera successivement, à gauche, puis à droite, chacune des positions indiquées sur la figure 12 ; à droite, la main prendra les mêmes attitudes, à tour de rôle et en alternant, mais en sens inverse : bonne technique pour une exploration complète de la région.

**12. — Percùssion d'un sommet.
Position de la main percutée.**

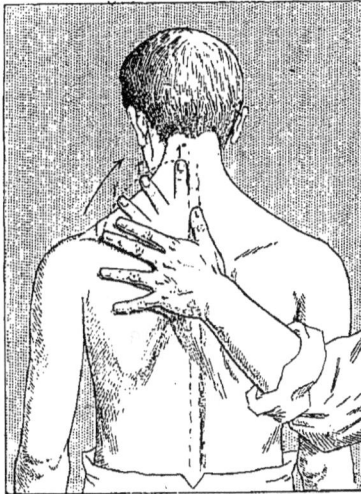

*Le malade est debout, ou assis ; son thorax est à nu,
si possible ; sa tête est légèrement fléchie en avant.*

*Le médecin est à droite du malade ; il se dispose à per-
cuter les sommets, en arrière ; d'abord, le sommet gauche :
il applique son médius gauche sur la fosse sus-épineuse
gauche ; le médius percuté parcourra la fosse sus-
épineuse, de bas en haut et de gauche à droite.*

*Pour le sommet droit, le médecin percutera de la
même façon qu'à gauche, mais en sens inverse.*

Remarques pour les figures 13 et 14.

La position la plus favorable, pour le médecin appelé à percuter les deux fosses sus-épineuses, est : exactement *en arrière* du sujet, sinon en arrière et à sa *droite* ; le jeu de la main gauche en est grandement facilité.

Placé à gauche du patient, on percute mal le sommet gauche (fosse sus-épineuse).

La percussion des sommets doit être, tour à tour, légère, puis profonde : légère, un seul doigt percutant (le médius) suffit ; profonde, trois doigts percutants (l'index, le médius et l'annulaire rapprochés les uns des autres) sont nécessaires.

La note obtenue par la percussion est importante ; elle est franche et nette, à condition que le poignet percutant se meuve avec une grande souplesse sur son avant-bras *immobile*, et que le choc du médius percutant soit bref, bien frappé, bien « détaché » et suivi, sur-le-champ, du relèvement du poignet.

13. — Percussion légère du sommet gauche.

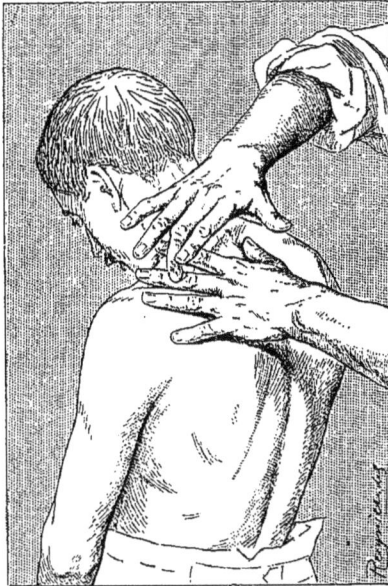

L'axe de la main droite du médecin est perpendiculaire à l'axe de la main gauche ; la pulpe du médius droit percutant tombe perpendiculairement sur le milieu du dos de la phalangine du médius gauche.

Remarque pour la figure 14.

Il est important qu'en percutant une fosse sus-épineuse, le médecin domine, d'une certaine hauteur, le
sommet pulmonaire : le choc de la main qui percute
en est plus franc et d'autant mieux assuré.

14. — Percussion légère du sommet droit.

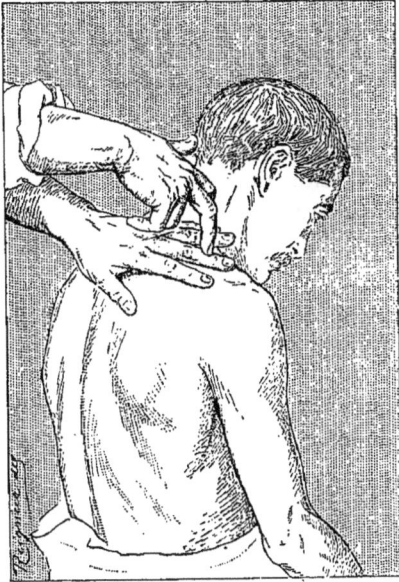

Il est loisible, dans la percussion légère, de mettre les deux mains, la percutante et la percutée, parallèles : ainsi, la manœuvre est, parfois, grandement facilitée.

Remarque pour la figure 15.

Plus la percussion doit être forte (percussion profonde) et plus le médius à percuter doit s'appliquer
exactement sur la surface de la région soumise à
l'examen.

La percussion forte est souvent pénible pour les
patients ; elle doit, autant que possible, être précédée
par quelques coups de percussion légère, préparatoires ;
au surplus, l'ongle de tout doigt qui percute doit être
toujours tenu coupé très court.

15. — Percussion profonde du sommet.

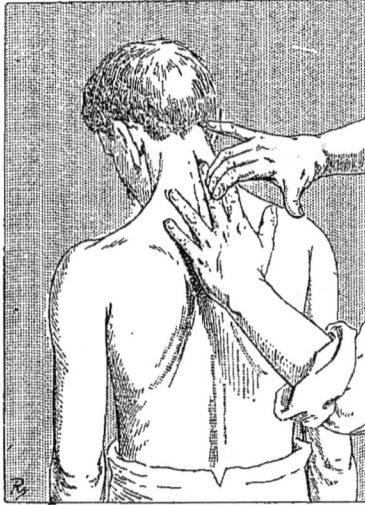

*Dans la percussion profonde, les deux mains, per-
cutante et percutée, doivent être toujours tenues bien perpendiculaires l'une à l'autre ; de cette façon, les doigts
percutants risquent moins de tomber à faux sur la face
dorsale du médius percuté et d'en éroder les téguments.*

Remarques pour les figures 16 et 17.

Percuter la fosse sus-claviculaire, c'est percuter d'aussi près que possible le *sommet* du poumon.

La mise en bonne position du médius à percuter y est souvent difficile, toujours délicate. Les instruments de percussion médiate (plessimètre, plessigraphe) facilitent cette enquête (v. pages 48 et 190).

Pour la percussion médiate « digitale » de la région sus-claviculaire, le relâchement parfait des muscles du cou est une condition indispensable.

La percussion immédiate (percussion directe, d'Avenbrugger) sur la clavicule n'atteint qu'une partie très restreinte du sommet pulmonaire. (Voir Topographie des poumons, p. 9.)

PERCUSSION DU POUMON

16. — Percussion de la fosse sus-claviculaire droite.

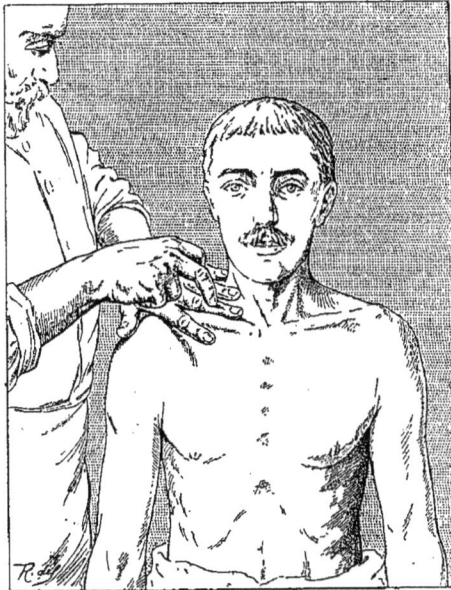

Le médecin se tient un peu en arrière du malade ; il le domine, de façon à pouvoir percuter la fosse sus-claviculaire droite ; le médius gauche est appliqué au bas de la fosse sus-claviculaire droite, parallèlement à la clavicule droite ; la phalangine percutée est appliquée de la façon la plus exacte sur les parties molles ; faute de cette précaution indispensable, le médius droit percuteur n'obtiendrait que des notes fausses.

Remarque pour la figure 17.

En se plaçant *face au sujet*, le médecin peut percuter assez bien la région sus-claviculaire *gauche* ; il aborderait toujours dans une attitude malaisée (et le plus souvent vicieuse) la fosse sus-claviculaire *droite*.

17. — Percussion de la fosse sus-claviculaire gauche.

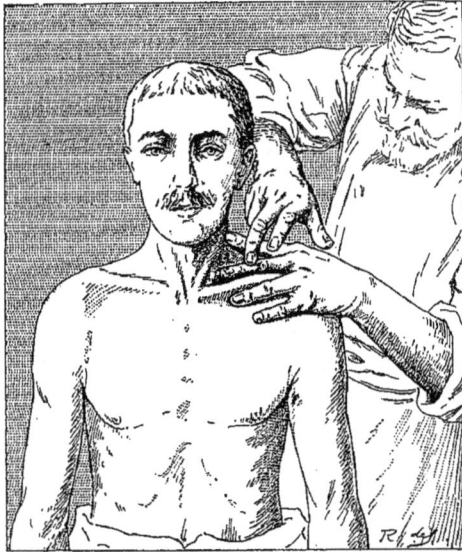

Le médecin est en arrière du malade ; il le domine, afin de pouvoir bien percuter la fosse sus-claviculaire gauche ; il exécute les mêmes gestes que pour la percussion de la fosse sus-claviculaire droite.

Remarques pour les figures 18 et 19.

Pour la percussion des poumons au-dessous des clavicules, le médecin peut, au besoin, se mettre en arrière et au-dessus du sujet couché ; mais ses gestes seront toujours moins aisés, moins souples que « face au malade ».

18. — Percussion sous-claviculaire droite.

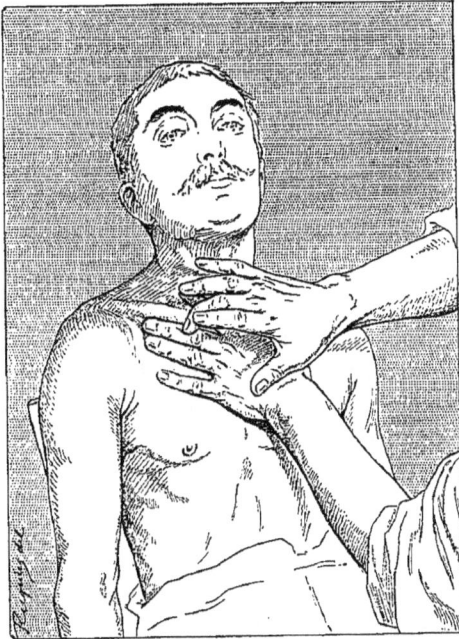

Le médecin se place en face du malade, afin d'explorer la partie antéro-supérieure du poumon droit ; il percute la région sous-claviculaire droite ; son médius gauche percuté est appliqué au-dessous de la clavicule droite, à laquelle il demeure bien parallèle ; il gardera la même direction pour la percussion du reste de la région pecto-rale correspondante.

Remarque pour la figure 19.

Pour placer au-dessous de la clavicule gauche le médius à percuter et l'y bien maintenir, le médecin est obligé d'avoir son coude gauche écarté, et, souvent même, élevé ; cette attitude est fatigante et ne peut être prolongée longtemps.

PERCUSSION DU POUMON

19. — Percussion sous-claviculaire gauche.

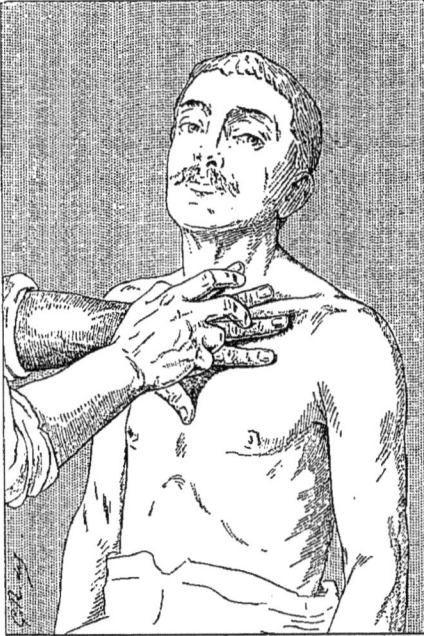

Ici, le médecin explore la partie antéro-supérieure du poumon gauche : il percute la région sous-claviculaire gauche ; son attitude et ses gestes rappellent, en sens opposé, ceux qu'il avait, à propos de la percussion sous-claviculaire droite.

Remarque pour la figure 20.

La percussion *médiate*, inventée par Piorry, en 1828, a recours, non pas au doigt, mais à un instrument particulier, le *plessimètre*.

De sa main gauche, le médecin fixe, en bonne place, l'instrument, à la surface des téguments. Son médius (ou son index), à demi fléchi, frappe ensuite, à petits coups secs, légers ou forts, la face supérieure du plessimètre.

Le *plessimètre, de Piorry*, petit plateau d'ivoire sur lequel est gravée une ligne de 40 millimètres, n'est presque plus couramment employé dans les hôpitaux de Paris.

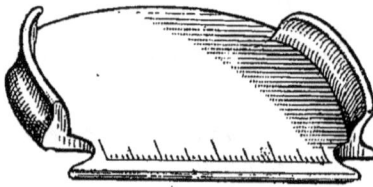

Plessimètre, de Piorry.

**20. — Percussion plessimétrique.
Plessimètre de Piorry.**

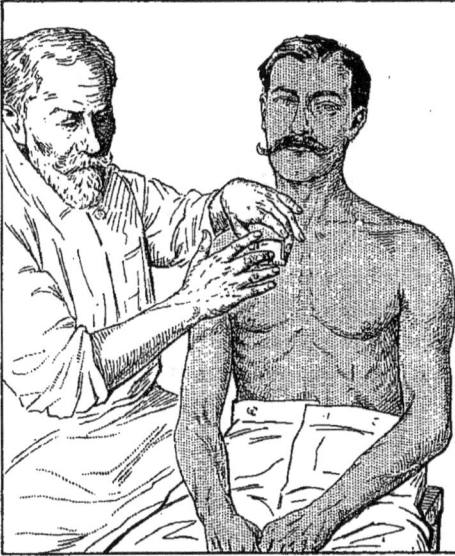

*Le médecin pratique la percussion plessimétrique ; le
pouce et le médius gauches maintiennent le plessimètre
de Piorry, tour à tour, sur des régions symétriques du
thorax ; le médius droit, à demi fléchi, doit tomber perpendiculaire à la lame d'ivoire posée bien à plat sur les
téguments ; de la pulpe, il la frappe.*

Remarques générales sur la percussion immédiate, ou directe, d'Avenbrugger.

La méthode préconisée par Avenbrugger, en 1760, perfectionnée par Corvisart, au début du XIXᵉ siècle (1808), n'est plus pratiquée d'une façon rigoureuse.

Les chocs directs et répétés de la pulpe des quatre derniers doigts d'une main, sur la surface du thorax, doivent suivre, autant que possible, la direction générale des saillies osseuses : clavicules, côtes, sternum, omoplates, rachis même, au besoin.

Les doigts percutants (les trois intermédiaires, de préférence) doivent tomber sur l'os, bien parallèlement à l'axe général de la partie osseuse qui reçoit les chocs.

Une pratique, plus courante, consiste à frapper, du plat de la main (y compris les quatre derniers doigts à peu près étendus), la surface d'un hémithorax, puis de l'autre, en des points correspondants. Ces « claques » successives, appliquées avec douceur, fournissent d'utiles renseignements, surtout lorsqu'elles précèdent la percussion médiate ; elles fournissent une première impression d'ensemble sur l'état de sonorité générale du thorax.

21. — Percussion directe d'Avenbrugger.

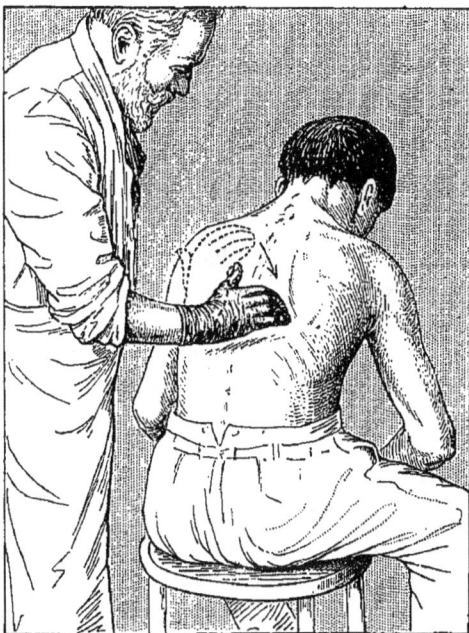

Le médecin, la main droite gantée, est derrière le malade ; l'index, le médius et l'annulaire, réunis et à demi fléchis, percutent autant que possible parallèlement à l'axe des os percutés. Le jeu du poignet doit s'exercer avec la plus grande souplesse, l'avant-bras demeurant à peu près immobile.

La percussion d'Abenbrugger se pratique aussi, la main nue, sur le thorax recouvert d'un linge.

Remarque pour la figure 22.

La percussion massive, à pleines mains, par chocs alternatifs, sur le thorax, d'arrière en avant (fig. 21), puis d'avant en arrière, procure une impression d'ensemble, souvent très utile : l'élasticité du poumon, la consistance de la masse pathologique (pleurale ou pulmonaire), enfin, la sonorité générale du parenchyme respiratoire sont appréciées ainsi, en bloc.

A l'état normal, on obtient, de cette façon, une sonorité large, proportionnée à l'épaisseur des téguments et des masses musculaires insérées sur le thorax.

22. — Percussion massive, bi-manuelle, du thorax.

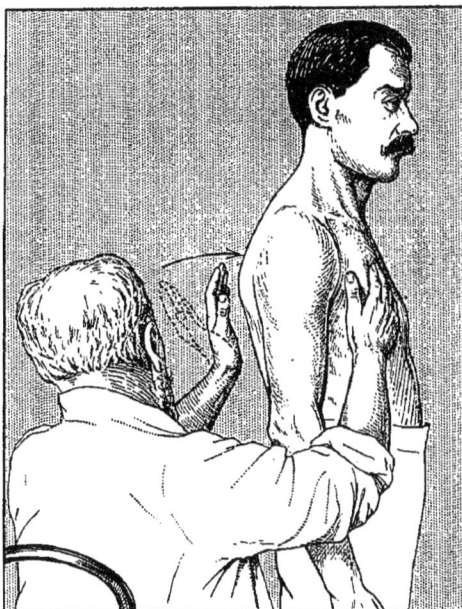

Le médecin désire obtenir une impression générale sur la consistance du poumon, ou de la plèvre ; pour cela, il pratique une percussion massive, à pleines mains ; sa main gauche, doigts réunis, frappe, à plat et d'une manière égale, sur la paroi thoracique postérieure ; la main droite reçoit le choc, sur un point diamétralement opposé ; elle frappera, à son tour, en avant.

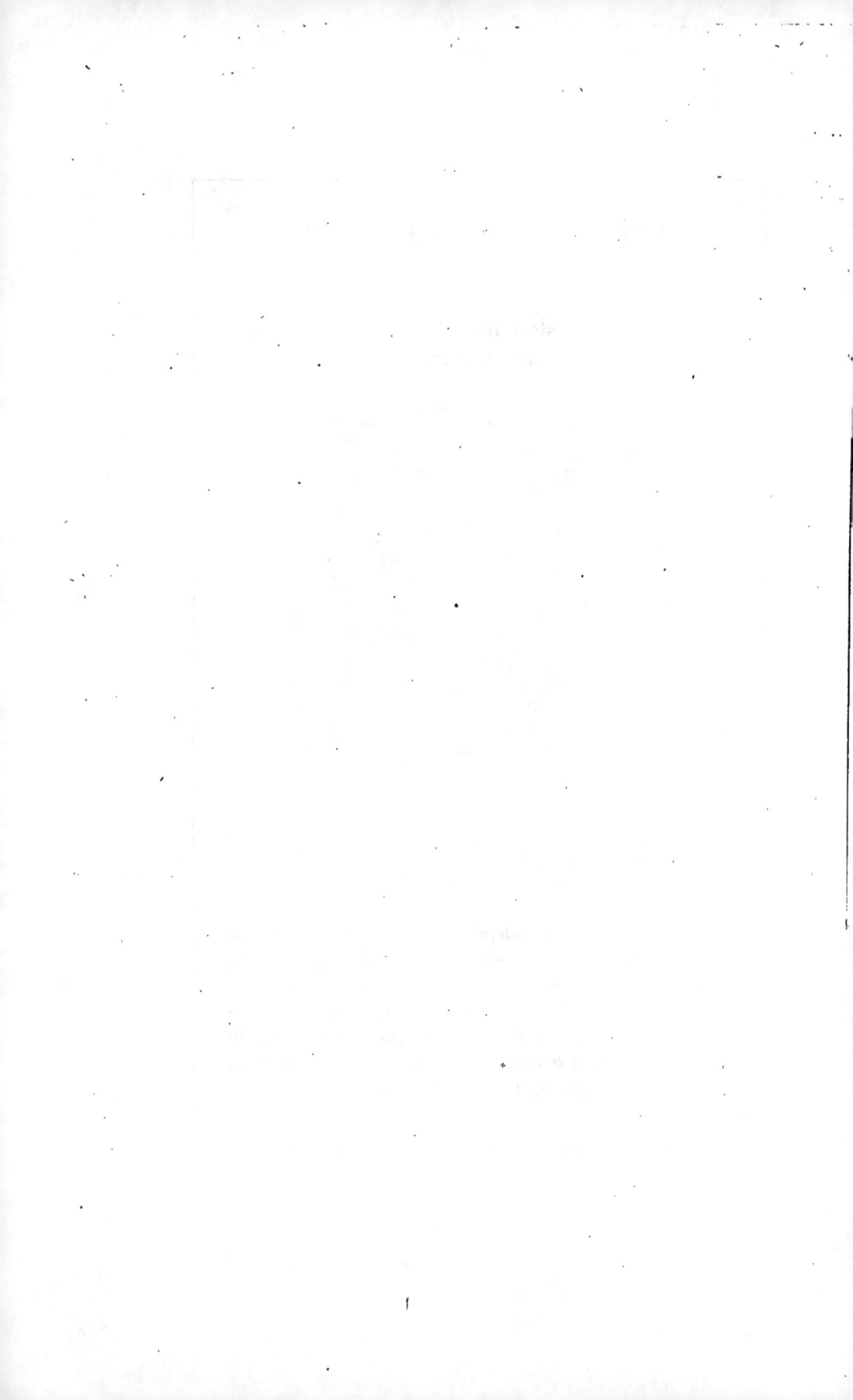

V

AUSCULTATION IMMÉDIATE
(directe)
DU POUMON

Remarques générales
sur l'auscultation IMMÉDIATE
de l'appareil pulmonaire

———

Avant d'appliquer son oreille sur le point qu'il veut ausculter, le médecin doit toujours repérer, du bout du doigt, l'endroit choisi par lui pour son enquête.

Que le sujet se tienne debout ou couché, le médecin doit éviter de se pencher trop bas pour ausculter, et de prendre une attitude gênante : la finesse de son ouïe en souffrirait.

Il est essentiel de bien appliquer à plat, sur les parties molles (à nu, ou recouvertes d'un linge), l'oreille soigneusement dégagée des cheveux et de la barbe.

Remarques pour les figures 23 et 24.

La main du médecin, en maintenant l'épaule du malade, assure une certaine stabilité du tronc et, partant, une bonne auscultation.

L'oreille du médecin doit être appliquée le plus exactement possible contre la paroi thoracique ; c'est le moyen le plus sûr pour bien entendre les bruits respiratoires.

Dans certains cas, il est bon aussi d'ausculter le poumon en maintenant l'oreille à quelque distance des téguments, sans aucun corps intermédiaire (Netter).

AUSCULTATION IMMÉDIATE
DU POUMON

**23. — Auscultation immédiate
sous-claviculaire droite.**

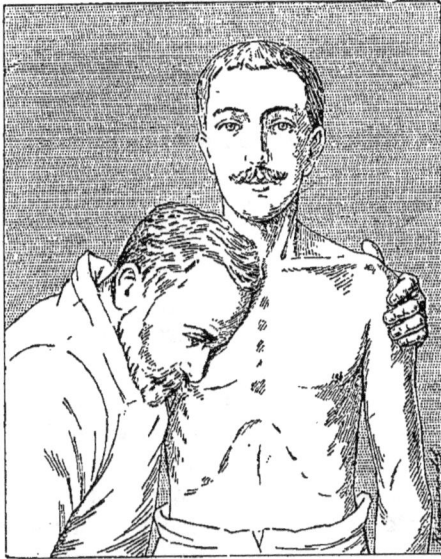

Le malade est debout, ou assis ; son thorax est nu.

Le médecin est à droite du malade ; il pratique l'auscultation immédiate du haut du poumon droit, en avant ; au préalable, il a bien repéré, du doigt, la région à ausculter ; puis, son oreille gauche abordera la fosse sous-claviculaire droite nue, ou recouverte d'un linge fin.

Remarques pour les figures 23 et 24.

Pour ausculter la région sous-claviculaire, l'oreille éprouve souvent une certaine difficulté à s'appliquer d'une façon bien exacte contre les parties molles, surtout du côté où le médecin se trouve placé.

Le relâchement des muscles pectoraux est une condition nécessaire.

La saillie de l'épaule et du bras, les dépressions de la région, résultant de l'amaigrissement ou de la conformation structurale même de la cage thoracique, peuvent se combiner pour augmenter encore la gêne imposée à l'oreille de l'observateur ; dans ce cas, il est nécessaire au médecin de se déplacer, pour chaque poumon, et de se mettre à droite, pour le poumon gauche, et à gauche, pour le poumon droit.

24. — Auscultation immédiate
sous-claviculaire gauche.

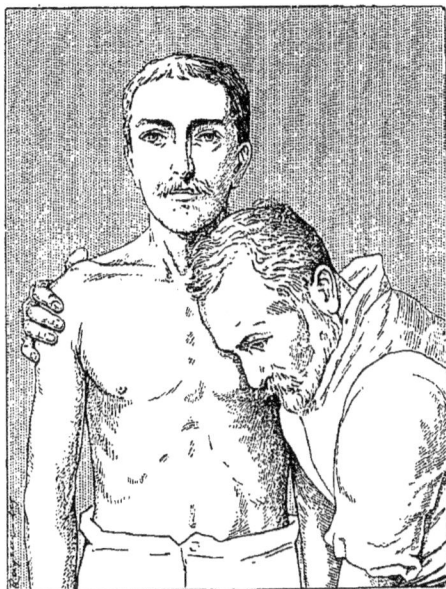

Ici, le médecin pratique l'auscultation du haut du poumon gauche, en avant ; le malade et le médecin ont l'attitude et les gestes qu'ils avaient pris à propos de l'auscultation immédiate de la fosse sous-claviculaire droite, mais le médecin, pour plus de commodité, a dû changer de côté.

Remarque pour la figure 25.

En se plaçant du côté opposé à la fosse sous-claviculaire qu'il désire ausculter (fig. 25), le médecin se
trouve souvent bien plus à l'aise pour appliquer son
oreille. Cette attitude « croisée » n'offre qu'un seul
inconvénient, minime : celui de forcer l'observateur
à appuyer quelque peu, de son épaule, sur la paroi
thoracique antérieure du patient.

AUSCULTATION IMMÉDIATE
DU POUMON

25. — Auscultation immédiate sous-claviculaire droite.

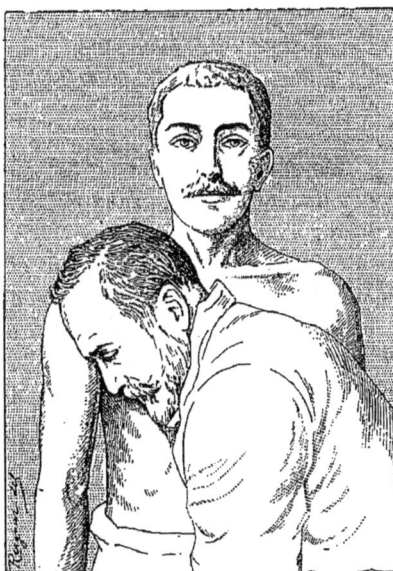

Ici, le médecin est à gauche du malade ; il vient, par exemple, d'ausculter la fosse sous-claviculaire gauche ; tout en restant à sa place, il va ausculter la fosse sous-claviculaire droite.

Remarque pour l'auscultation immédiate des fosses sus-épineuses (fig. 26 et 27).

Une fosse sus-épineuse à ausculter présente, en général, moins de difficultés pratiques que le creux sous-claviculaire.

Il est préférable d'utiliser, ici, pour chacune des deux fosses, l'oreille correspondante : la droite, pour le sommet droit, la gauche, pour le sommet gauche.

Les masses musculaires du cou et de l'épaule, surtout le trapèze, doivent être dans une résolution aussi complète que possible, afin de ne point augmenter encore l'épaisseur, déjà si grande, des parties molles qui séparent l'oreille du parenchyme pulmonaire.

AUSCULTATION IMMÉDIATE
DU POUMON

26. — Auscultation immédiate du sommet droit, dans la fosse sus-épineuse.

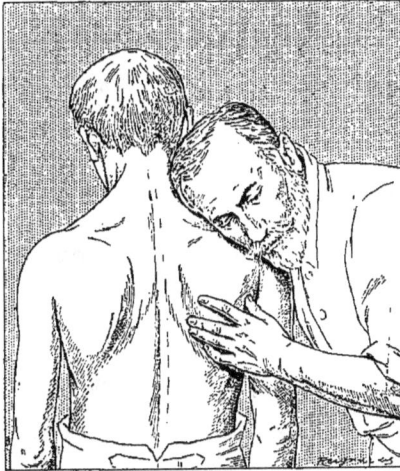

Le médecin est à droite du malade ; il ausculte le sommet du poumon, dans la fosse sus-épineuse droite ; il a, tout d'abord, repéré, de l'index, la région à ausculter ; son oreille droite aborde la fosse sus-épineuse (nue ou recouverte d'une fine serviette) et explore les différentes portions du triangle sus-épineux ; la main gauche maintient l'omoplate droite : l'auscultation en sera mieux conduite.

Remarque pour les figures 26 et 27.

———

Les figures 26 et 27 montrent combien il est désirable, pour le médecin, de se placer, toutes les fois qu'il lui est possible, du côté de la fosse sus-épineuse à ausculter.

L'auscultation des deux sommets, dans les fosses sus-épineuses, à l'aide de la même oreille, constitue un procédé d'examen qui, s'il est plus rapide, est beaucoup moins précis.

AUSCULTATION IMMÉDIATE
DU POUMON

27. — Auscultation immédiate du sommet gauche, dans la fosse sus-épineuse.

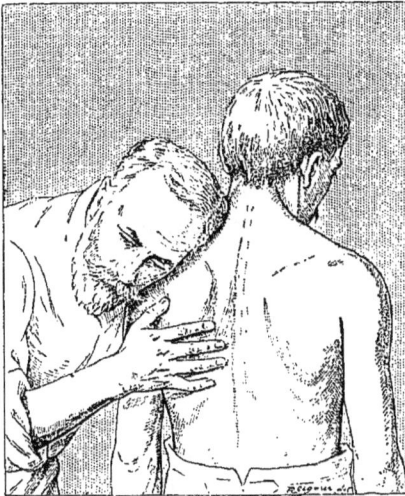

Pour ausculter le sommet gauche, dans la fosse sus-épineuse gauche, le médecin, placé du côté correspondant, fait, mais en sens opposé, les mêmes gestes qu'à propos de l'auscultation du sommet droit, dans la fosse sus-épineuse droite.

5

Remarques pour l'auscultation immédiate du poumon, dans le creux de l'aisselle.

L'auscultation de la région axillaire n'est pas, aujourd'hui, d'une pratique aussi courante qu'elle le devrait.

Trop souvent, sauf dans le cas de pneumonie aiguë, on oublie de rechercher, au moyen de l'oreille, l'état du poumon dans la partie haute du creux de l'aisselle.

Pour cette opération, très simple en elle-même, le relâchement des muscles limitant, de part et d'autre, l'aisselle, est indispensable. Le moyen le plus sûr consiste à faire tenir, par un aide, le bras du sujet dans l'élévation verticale.

La tête de l'observateur doit refouler aussi haut que possible les bords (musculaires) du creux de l'aisselle et prendre bien contact avec la cage thoracique.

AUSCULTATION IMMÉDIATE
DU POUMON

28. — Auscultation immédiate du creux axillaire droit.

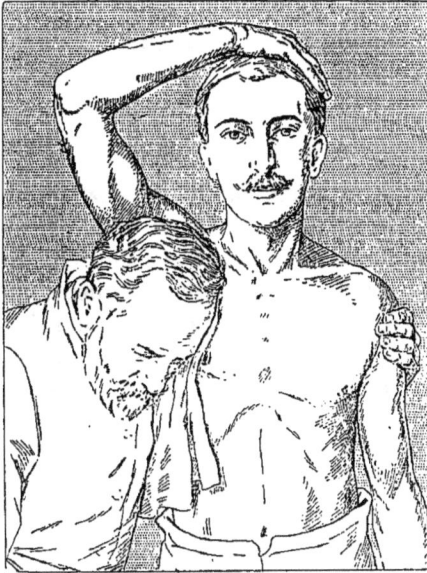

Le malade lève le bras droit au-dessus de sa tête et l'y maintient fixe.

Le médecin est, face en avant, à droite du malade ; il tâche de se rapprocher, autant que possible, de la partie supérieure du poumon ; l'oreille gauche aborde le fond du creux axillaire recouvert d'une serviette ; la main gauche maintient l'épaule gauche du malade : l'auscultation en est, ainsi, facilitée.

Remarque pour les figures 28 et 29.

L'auscultation immédiate du creux de l'aisselle, le tronc du sujet étant vertical, est beaucoup plus aisée que le malade étant couché : le médecin trouve, sans peine, la position qui lui permet le mieux d'appliquer sa tête contre le haut de la cage thoracique.

Quand le malade ne peut s'asseoir ou se soulever d'une façon suffisante, il est indispensable de le placer en décubitus dorso-latéral, opposé au côté qui va être soumis à l'examen.

AUSCULTATION IMMÉDIATE
DU POUMON

29. — Auscultation immédiate du creux axillaire gauche.

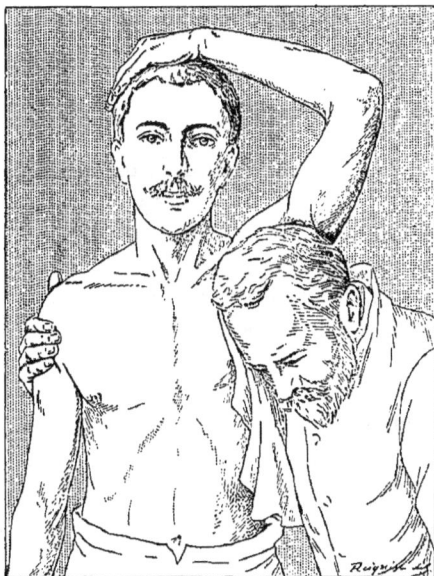

Ici, le médecin ausculte la partie supérieure du pou-
mon, dans la région axillaire gauche ; attitude du
malade et gestes du médecin sont, côté mis à part, les
mêmes que lors de l'auscultation axillaire droite.

Remarque pour la figure 30.

———

Autant, lorsqu'il s'agit du thorax d'un adulte, on ne se trompe guère pour repérer les différents points de la région dorsale qu'on ausculte, autant les erreurs sont coutumières sur un thorax d'enfant, ou même d'une grande personne atteinte d'une adiposité marquée.

On ne saurait prendre trop tôt la bonne habitude de marquer préalablement, du doigt, le point où va s'appliquer l'oreille. Une manœuvre, non moins pratique et tout aussi utile, consiste à maintenir, pendant qu'on ausculte le dos, un ou plusieurs doigts appliqués sur la saillie des apophyses épineuses.

AUSCULTATION IMMÉDIATE
DU POUMON

30. — Auscultation immédiate des poumons. Manière de repérer la ligne médio-vertébrale.

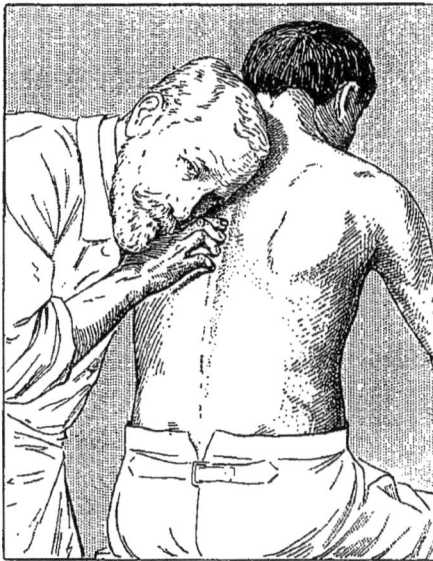

Le médecin est à gauche du malade ; il ausculte le poumon gauche, en arrière et en haut ; les trois doigts intermédiaires de sa main droite repèrent la colonne vertébrale, moyen sûr d'éviter toute erreur dans la topographie des points à ausculter.

Le médecin auscultera de la même façon la région hilaire, le bord postérieur et la base du poumon.

Remarque pour la figure 31.

Très souvent, en auscultant la base d'un poumon, l'étudiant applique son oreille trop bas, au-dessous de la dernière côte.

Il est commode et plus sûr de n'appuyer la tête sur les parties molles de la base du thorax qu'après avoir bien repéré la 12e côte correspondante.

AUSCULTATION IMMÉDIATE
DU POUMON

31. — Manière de repérer la dernière côte.

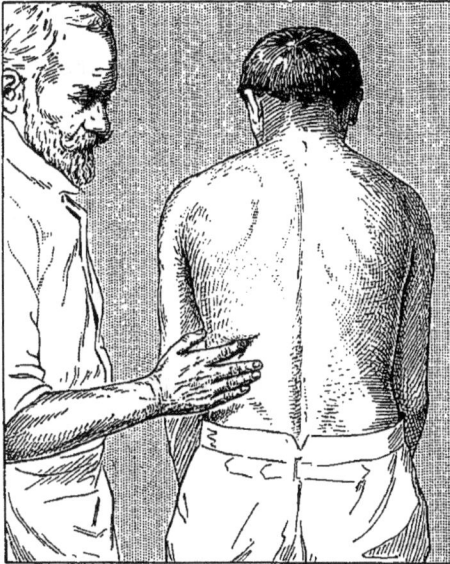

*Le médecin est à gauche du malade ; il se dispose à
ausculter la base du poumon gauche ; au préalable,
l'index de sa main droite repère la 12e côte gauche ; ce
geste évitera au médecin de porter, par erreur, l'oreille
dans la région lombaire.*

Remarque pour la figure 32.

———

La main, fixée sur la dernière côte, du côté opposé à celui qu'on ausculte, sert de repère à l'oreille qui a parcouru dans toute sa hauteur la partie postérieure du poumon.

Il sera très facile de se porter, ensuite, à l'autre base, ainsi marquée d'avance, et de comparer les signes obtenus d'un côté, puis de l'autre.

AUSCULTATION IMMÉDIATE
DU POUMON

32. — Auscultation immédiate des bases pulmonaires.

Repère de la 12ᵉ côte droite.

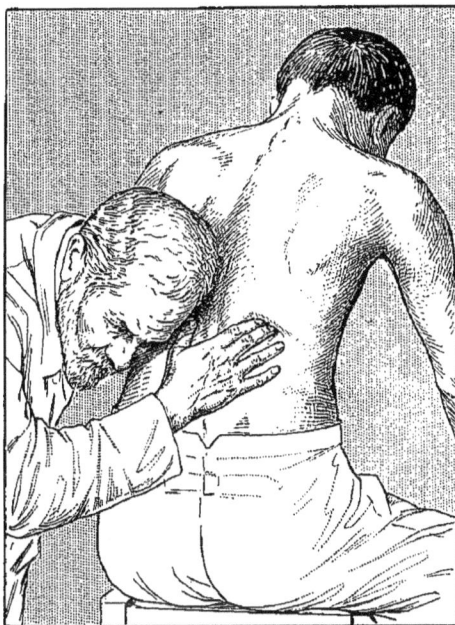

Le médecin ausculte la base du poumon gauche ; au préalable, l'index de sa main droite avait repéré la 12ᵉ côte gauche ; cependant, pour éviter toute erreur dans la topographie du point ausculté, l'index et le médius de la main droite repèrent, maintenant, la 12ᵉ côte droite.

VI

AUSCULTATION MÉDIATE

DU POUMON

(AUSCULTATION STÉTHOSCOPIQUE,
DE LAENNEC)

Remarques à propos de l'Auscultation MÉDIATE des poumons.

L'Auscultation médiate, ou stéthoscopique, est due au génie de Laënnec (1816) ; l'étude du poumon est, grâce à cette méthode, plus pénétrante, plus détaillée et plus précise que par l'auscultation directe, immédiate, c'est-à-dire dépourvue d'instrument acoustique.

L'application du *stéthoscope* sur les parties molles du thorax exige que l'instrument soit maintenu rigoureusement perpendiculaire à la surface des téguments. A cet effet, la main contrôle, de temps à autre, pendant l'auscultation, la bonne position du pavillon et de l'embout de l'instrument.

La pression exercée par le poids de la tête du médecin sur le stéthoscope doit toujours être modérée (afin d'éviter au malade une impression pénible), mais il faut, cependant, une pression suffisante.

Il est, peut-être, préférable d'utiliser l'oreille droite, pour le sommet droit, et la gauche, pour le sommet gauche : de cette façon, le stéthoscope rigide est bien maintenu et en bonne position.

On utilise quelquefois des stéthoscopes flexibles, simples ou même bi-auriculaires. En règle générale, le stéthoscope rigide, en bois (v. p. 80), suffit pour toutes les manœuvres nécessaires à l'auscultation médiate.

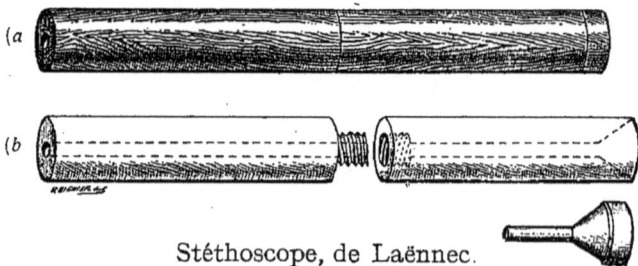

Stéthoscope, de Laënnec.

AUSCULTATION MÉDIATE
DU POUMON

33. — Auscultation médiate du sommet droit.

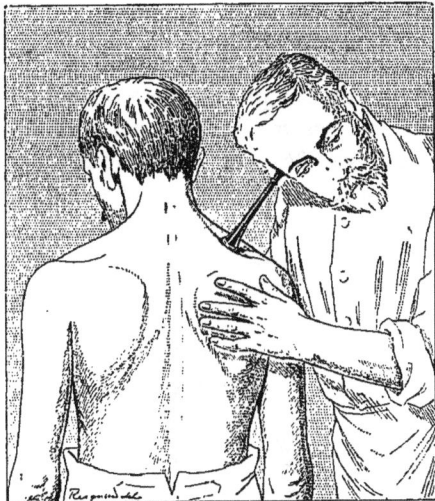

Le malade est debout, ou assis ; son thorax est nu ou couvert.

Le médecin est à droite et regarde en arrière du malade; il pratique l'auscultation médiate du sommet droit, dans la fosse sus-épineuse droite ; au préalable, il a repéré, de son index, le point à ausculter ; puis, il applique l'embout du stéthoscope sur les téguments, et son oreille droite sur le pavillon de l'instrument ; il auscultera, tour à tour, des points symétriques, dans les fosses sus-épineuses, et comparera les signes stéthoscopiques obtenus.

Remarques pour les figures 33 et 34.

Pour l'auscultation médiate des deux fosses sus-
épineuses, le relâchement des masses musculaires de
la base du cou, du trapèze en particulier, est indispensable. La compression exercée sur les muscles par
l'embout du stéthoscope sollicite leur contractilité :
on doit s'efforcer de vaincre ces contractions réflexes,
par une pression lente et très modérée de la tête sur le
pavillon de l'instrument.

Le relâchement des muscles de la région cervicale
est plus complet et plus facile à obtenir, le sujet assis,
que debout : ses membres supérieurs, en s'appuyant
sur les cuisses fléchies, sont moins lourds pour les
épaules, qui se placent mieux et sans effort.

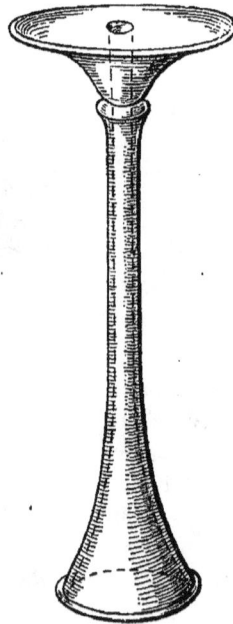

Stéthoscope moderne (modèle rigide).

AUSCULTATION MÉDIATE
DU POUMON

34.— Auscultation médiate du sommet gauche.

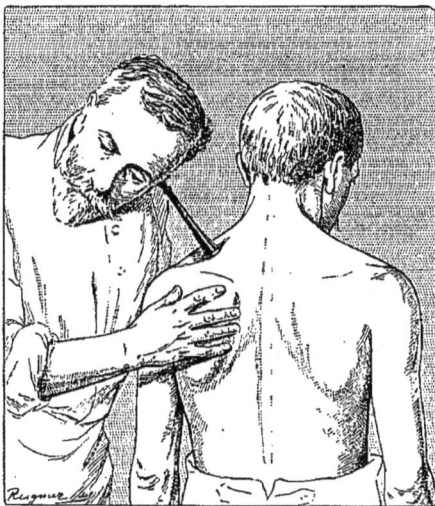

Ici, le médecin pratique l'auscultation médiate du sommet gauche, dans la fosse sus-épineuse gauche ; même attitude, mêmes gestes du médecin qu'à propos de l'auscultation médiate du sommet droit, dans la fosse sus-épineuse droite, mais en sens inverse.

Remarques sur l'auscultation sus-claviculaire
(fig. 35 et 36).

L'auscultation *immédiate* du sommet du poumon, dans le creux sus-claviculaire, est, en principe, impraticable. L'auscultation *stéthoscopique* y est, au contraire, fort aisée.

La direction et la stabilité du stéthoscope doivent être assurées et surveillées pendant toute l'opération. La pression exercée par la tête de l'observateur sur l'instrument demande à demeurer modérée, quoique suffisante pour bien maintenir le stéthoscope fixé en bonne place.

Dans cette région, le sommet pulmonaire lui-même est aussi rapproché que possible de l'instrument et, par conséquent, de l'oreille du médecin.

Le malade ne peut guère mettre dans le relâchement complet tous les muscles de la région cervicale qu'en reposant sa tête sur un oreiller.

35. — Auscultation médiate sus-claviculaire droite.

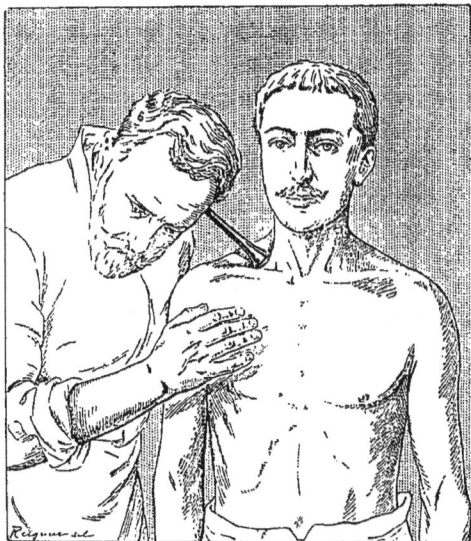

Le médecin est à droite du malade, et face en avant ; il pratique l'auscultation médiate du sommet droit, dans le creux sus-claviculaire droit, juste en dehors et en arrière de l'insertion claviculaire du muscle sterno-cléido-mastoïdien.

Remarques sur les figures 35 et 36.

Nulle part, peut-être, mieux qu'au niveau des fosses sus-claviculaires, on ne perçoit combien le stéthoscope renforce et amplifie les bruits respiratoires qu'il transmet à l'oreille bien appliquée sur lui.

Seule, la pratique de l'instrument permet d'éviter, sans aucune peine, les erreurs d'interprétation auxquelles, faute d'habitude, il risquerait de donner lieu.

36. — Auscultation médiate sus-claviculaire
gauche.

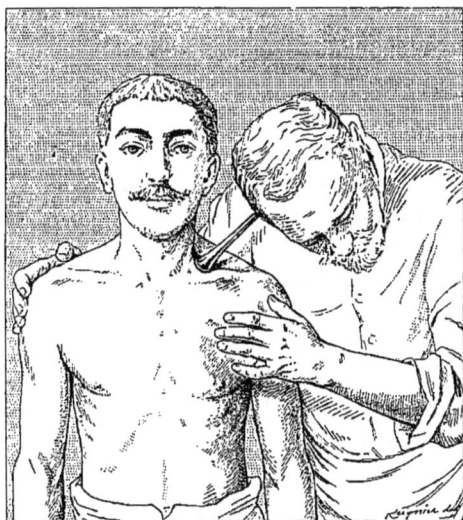

*Ici, le médecin pratique l'auscultation médiate du
sommet gauche, dans la fosse sus-claviculaire gauche ;
attitude et gestes du médecin sont, reportés du côté opposé,
ceux exigés de l'auscultation médiate sus-claviculaire
droite.*

Remarques sur l'auscultation stéthoscopique des régions sous-claviculaires (fig. 37 et 38).

Pour bien pratiquer l'auscultation stéthoscopique des fosses, ou mieux, des « régions » sous-claviculaires, la résolution des muscles pectoraux est indispensable.

L'application de l'instrument est d'autant plus aisée qu'il se rapproche davantage de l'articulation sterno-claviculaire correspondante. Vers la région deltoï-dienne, le thorax et le poumon sous-jacent s'éloignent, rendant moins assurée la pression exercée par l'em-bout du stéthoscope.

AUSCULTATION MÉDIATE
DU POUMON

37. — Auscultation médiate sous-claviculaire
droite.

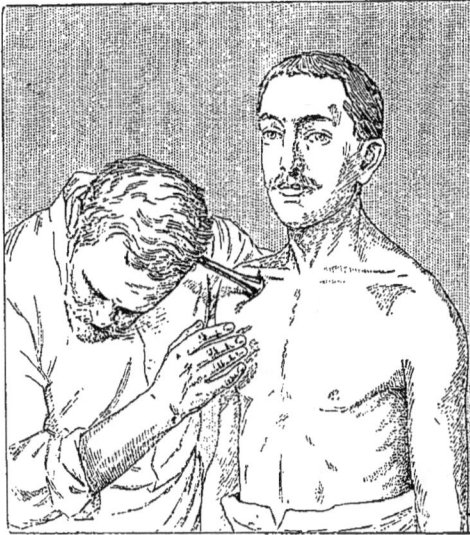

Le médecin est à droite du malade, et face en avant ;
il pratique l'auscultation médiate sous-claviculaire
droite. Il parcourra la région dans toute son étendue, en
suivant la direction qui lui est imposée par le relief de
la clavicule.

Remarques sur les figures 37 et 38.

————————

Appliqué successivement tout le long de la région sous-claviculaire, le stéthoscope rend, journellement, de signalés services. Il aborde, mieux que l'oreille immédiate, la région para-deltoïdienne, et permet, ainsi, de débiter, pour ainsi parler, par tranches contiguës, le lobe supérieur du parenchyme pulmonaire.

Il importe que la main du médecin, tout en ayant abandonné l'instrument bien mis en place, surveille, de temps à autre, l'exacte adaptation de l'embout : le stéthoscope doit rester perpendiculaire à la surface des parties molles et, par leur intermédiaire, au relief de la cage thoracique.

**38. — Auscultation médiate sous-claviculaire
gauche.**

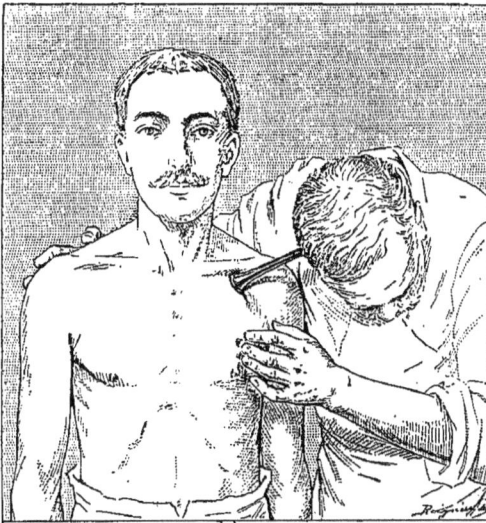

*Le médecin pratique l'auscultation médiate sous-cla-
viculaire gauche, dans l'attitude et avec les gestes qu'il
avait à propos de l'auscultation médiate sous-claviculaire droite ; mais il a pris soin de changer de côté, afin
d'être mieux à même d'appliquer son instrument et de
le maintenir en place.*

Remarques sur l'auscultation stéthoscopique du creux de l'aisselle (fig. 39 et 40).

Bien appliqué au fond du creux axillaire, contre le gril costal, le stéthoscope permet au médecin d'aborder, sans aucune difficulté, la face externe du *sommet* du poumon.

Cette manœuvre, trop rarement utilisée, à l'hôpital, par les élèves, donne de précieux renseignements sur l'état normal ou pathologique du haut du lobe supérieur du parenchyme pulmonaire.

AUSCULTATION MÉDIATE
DU POUMON

**39. — Auscultation médiate du creux axillaire
droit.**

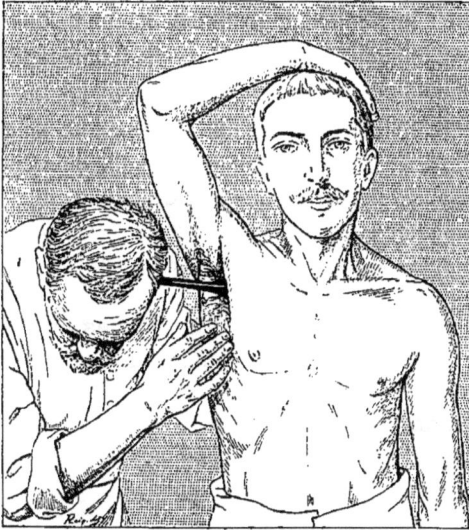

Le malade lève le bras droit au-dessus de sa tête, et l'y
maintient, sans effort.

Le médecin est à droite du malade, face en avant ; il
ausculte la région axillaire droite ; il a appliqué le stéthoscope tout au haut du creux de l'aisselle droite.

Remarques pour les figures 39 et 40.

———

Prises d'après nature, comme toutes celles composant ce volume, les figures 39 et 40 démontrent que l'embout du stéthoscope s'appuie, sur la cage thoracique, au moins à la hauteur de l'articulation sterno-claviculaire.

En comparant ces figures avec les schémas du thorax (fig. 1 *bis* et 2) on reconnaît que, dans cette position, le stéthoscope affleure la face externe du sommet même du poumon.

AUSCULTATION MÉDIATE
DU POUMON

40. — Auscultation médiate du creux axillaire
gauche.

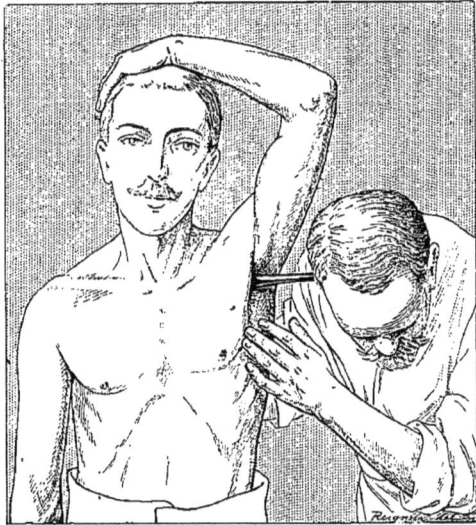

*Ici, le médecin pratique l'auscultation médiate axil-
laire gauche ; mêmes attitudes, mêmes gestes du malade
et du médecin qu'à propos de l'auscultation médiate
axillaire droite, mais, cette fois, à gauche. L'observateur s'est placé à la gauche du patient.*

VII

AUSCULTATION PLESSIMÉTRIQUE

DES

SOMMETS PULMONAIRES

(MÉTHODE DE NOËL GUÉNEAU DE MUSSY)

Remarques sur l'auscultation plessimétrique
des sommets pulmonaires.

Noël Guéneau de Mussy, le premier, songea, dès 1876, à étudier la *transsonance* du sommet du parenchyme pulmonaire et à utiliser, dans ce but, la clavicule correspondante.

A l'état sain, les chocs, exercés, à l'aide d'un doigt, sur la surface de la clavicule, transmettent à l'oreille (appliquée sur la fosse sus-épineuse correspondante) un bruit, assez lointain, vibrant, net. A l'état pathologique, le choc transmis par le poumon altéré est modifié, en plus ou en moins, comme intensité, mais il a, surtout, perdu sa vibration si caractéristique.

Le « signe de Guéneau de Mussy » a été repris et étudié à fond par M. Charles Fernet, dans la *Tuberculose pulmonaire*.

AUSCULTATION PLESSIMÉTRIQUE
DES SOMMETS PULMONAIRES

41. — Auscultation plessimétrique du sommet droit
(Signe de Guéneau de Mussy).

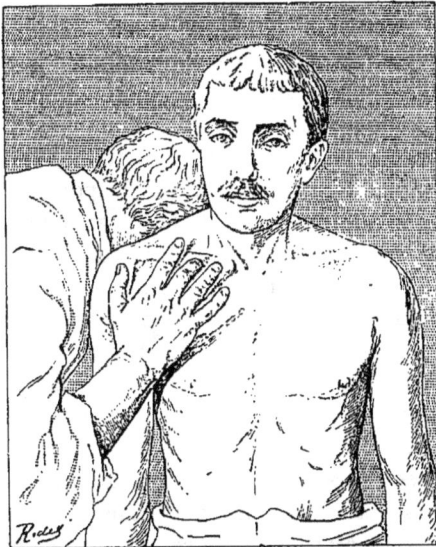

Le malade est debout, ou assis ; son thorax est nu.

Le médecin est à droite du malade ; il explore le sommet droit ; il recherche l'état de la transsonance du parenchyme pulmonaire : l'oreille droite est appliquée sur les différents points de la fosse sus-épineuse droite ; pendant ce temps, le médius droit, perpendiculaire à la clavicule droite, en percute, à petits coups secs, les différentes régions.

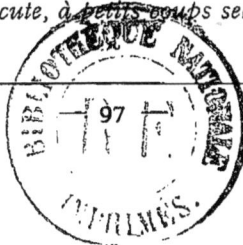

Remarque à propos de la figure 42.

L'attitude représentée figure 42 permet au médecin de rechercher successivement, avec la même oreille, la transsonance de chacun des deux sommets et sans changer, pour cela, de côté. Toutefois, le geste de la main percutante se trouve profondément modifié quand elle doit atteindre le second sommet, le plus éloigné du médecin.

Ici, le médius percutant devient, à peu près forcément, parallèle à la clavicule et le pouce de la main percutante s'appuie sur le bord gauche du larynx, pour assurer la stabilité de la main.

Dans ce geste, ce n'est plus par un double mouvement de flexion et d'élévation du poignet sur l'avant-bras que peut agir le médius percutant, mais par une succession de mouvements alternatifs de pronation et de supination du poignet : le pouce, fixé contre le larynx, représente l'axe autour duquel se meut la main, avec ses autres doigts à demi fléchis.

C'est la seule circonstance dans laquelle le geste, capital, de la *percussion* ne se conforme pas aux principes fondamentaux établis et qu'il est bon de rappeler : avant-bras fixe ; jeu alternatif de flexion et d'extension du poignet ; le doigt ou les doigts percuteurs maintiennent la phalangine et la phalangette fléchies à angle obtus sur la phalange, celle-ci étant tenue en extension presque complète.

AUSCULTATION PLESSIMÉTRIQUE
DES SOMMETS PULMONAIRES

42. — Auscultation plessimétrique du sommet gauche.

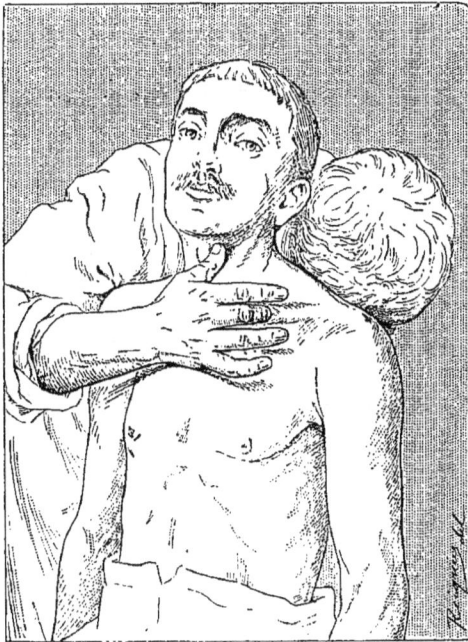

Le médecin ausculte le sommet gauche et pratique l'auscultation plessimétrique de la fosse sus-épineuse gauche ; il est à droite du malade ; sauf le mouvement de bascule de la main percutante autour du pouce, ses gestes sont les mêmes que ceux décrits à propos du sommet droit.

Remarque pour la figure 43.

La figure 43 démontre, par comparaison avec la précédente, que, pour l'étude de la transsonance d'un sommet, la position la plus favorable au médecin est : thorax du malade vertical, et oreille du médecin appliquée sur le sommet correspondant : l'oreille droite, pour le sommet droit, et la gauche, pour le sommet gauche.

AUSCULTATION PLESSIMÉTRIQUE
DES SOMMETS PULMONAIRES

**43. — Auscultation plessimétrique du sommet
gauche
(Position normale).**

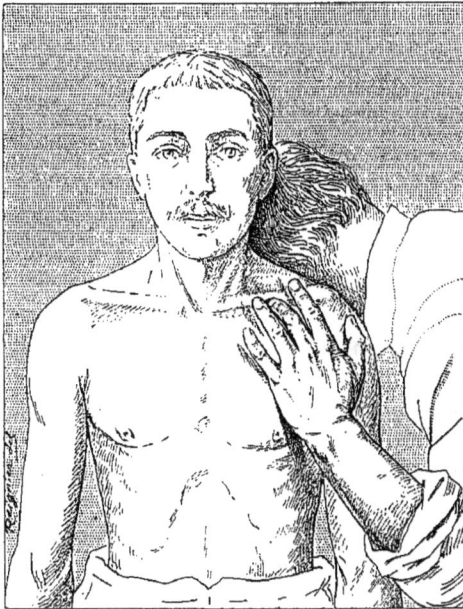

*Pour pratiquer l'auscultation plessimétrique du som-
met gauche, à gauche du malade, la main gauche devient
la main percutante et l'oreille gauche s'applique dans
la fosse sus-épineuse gauche.*

Remarques sur l'auscultation plessimétrique
du reste du poumon (fig. 44).

La recherche du *bruit d'airain*, dans le cas d'épanchement gazeux à l'intérieur de la plèvre, et l'étude des signes fournis par la percussion de deux pièces de monnaie (signe du sou) dans le cas d'épanchements liquides intra-pleuraux, demandent l'intervention d'un « aide percuteur ».

Le médecin ausculte les différentes régions d'un hémithorax, pendant que son aide frappe, sur la partie diamétralement opposée, deux pièces de monnaie, l'une contre l'autre; la percutée a été appliquée sur les téguments mêmes et y est solidement maintenue.

44. — Recherches du bruit d'airain et du signe du sou.

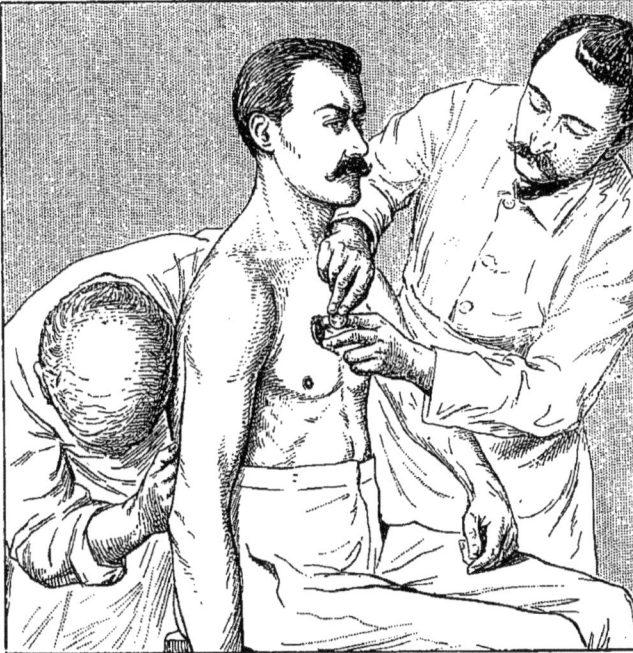

Un aide, placé à gauche du malade, applique sur la paroi thoracique antérieure une pièce de monnaie qu'il maintient, de sa main gauche ; puis, il frappe sur cette pièce, à petits coups secs, à l'aide d'une autre pièce de monnaie tenue de la main droite. Pendant ce temps, le médecin ausculte, dans toute sa hauteur et de haut en bas, la paroi thoracique postérieure.

VIII

SUCCUSSION HIPPOCRATIQUE

Lorsque le médecin a besoin de rechercher, par l'auscultation de la poitrine, le *bruit de flot*, il lui faut se—
couer le tronc du malade; on peut entendre ce bruit, à
distance, ou même le percevoir par la simple palpation
du thorax, à l'occasion d'un mouvement brusque du
patient.

Le déplacement peut être effectué, soit en travers,
de droite à gauche, puis de gauche à droite, soit d'arrière en avant, puis d'avant en arrière, au moyen de
petites secousses brusques et réitérées, qu'il faut bien
éviter de rendre douloureuses au patient.

Remarque à propos de la figure 45.

———

Le médecin doit éviter d'exercer toute violence sur le thorax qu'il veut mobiliser de la sorte.

Le « bruit de flot » indique l'existence d'un épanchement à la fois liquide et gazeux, dans la cavité pleurale (hydro-pneumothorax, pyo-pneumothorax).

On ne doit pas confondre, à gauche, les bruits de la succussion « gastrique » (commune, dans le cas d'un estomac distendu) avec la succussion « pleuro-pulmonaire ».

45. — Recherche du bruit de flot.

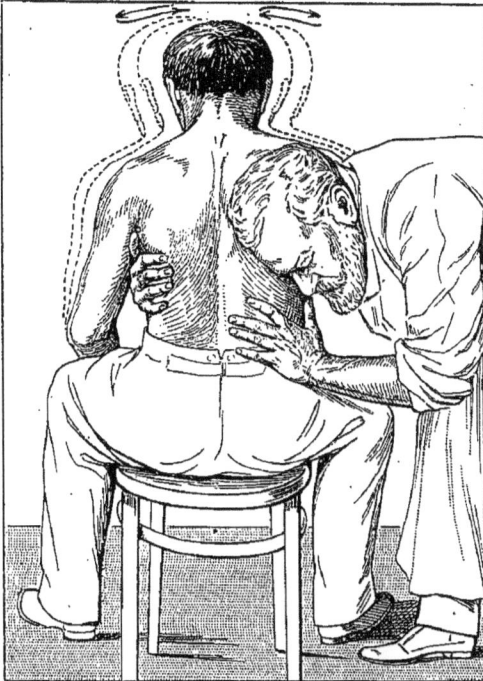

Le médecin, à droite du malade, embrasse, de sa main droite, la base de l'hémithorax gauche et appuie sa main gauche sur la base de l'hémithorax droit ; il ausculte la paroi postérieure de l'hémithorax droit, pendant qu'il secoue, à plusieurs reprises, le tronc ainsi maintenu entre ses mains.

APPAREIL CIRCULATOIRE

REMARQUES PRÉLIMINAIRES

L'organe central de la circulation et les trois quarts supérieurs de l'aorte, logés dans le médiastin, échappent à peu près totalement à l'inspection ; seule, la face antérieure du cœur, avec son extrémité apexienne, montre, à l'état normal, ses ondulations rythmées qui soulèvent les parties molles des espaces intercostaux correspondants.

L'étude radiologique du cœur et de la crosse aortique fournit des documents d'une importance extrême. L'œil est mis à même de suivre, à loisir, le cycle entier des contractions du myocarde ; il apprécie les modifications de volume, de forme, de rythme, voire de position subies par le cœur, au cours de la vie normale ou pathologique. Les changements dans les dimensions de la crosse aortique sont, de même, faciles à repérer.

Les images radiographiques du cœur et de l'aorte, obtenues après un temps de pause très court, sont d'une lecture fort instructive : l'étudiant doit s'y exercer de bonne heure. On notera que les exercices *pratiques de radiologie* ne sont pas plus laborieux que ceux de la percussion ou de l'auscultation du cœur ; ils sont même, peut-on dire, autrement accessibles, puisqu'ils n'exigent, de l'observateur, qu'une attention visuelle soutenue et suffisamment prolongée, en la chambre noire.

La figure radiographique placée ci-après permet d'établir un terme de comparaison fort utile avec les figures schématiques provenant de pièces cadavériques (voy. fig. 46 et 47).

EXAMEN DU COEUR

I

TOPOGRAPHIE DU COEUR

Inspection de la région précordiale.

Le médecin examine le malade, d'abord debout ou assis, puis couché et en bonne résolution musculaire.

Il a mis à nu la paroi thoracique antérieure.

Il inspecte la région précordiale, observe la conformation du thorax, note les déformations thoraciques, telles que la dépression d'une ou plusieurs pièces du sternum, la voussure précordiale, les défauts de la courbure convexe des cartilages costaux ; il observe l'amplitude, le nombre, le rythme des mouvements respiratoires ; il cherche, des yeux, la région où bat la pointe du cœur ; il étudie le choc de la pointe et le rythme des vibrations précordiales, etc.

TOPOGRAPHIE DU CŒUR

46. — Schéma topographique du cœur.

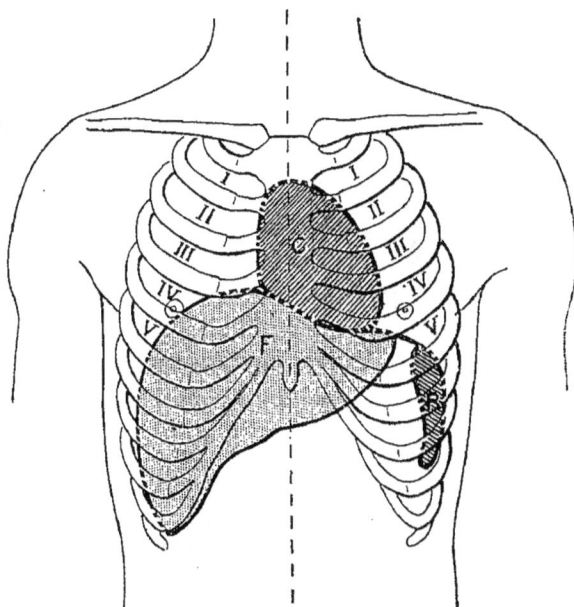

    Le médecin connaît l'anatomie du cœur et les rapports de cet organe avec la paroi antérieure du thorax.

    Il n'oublie pas que les deux poumons recouvrent, en grande partie, l'organe central de la circulation et que le choc de la pointe du cœur n'est appréciable, à la vue comme à la palpation, que par l'intermédiaire d'une couche, plus ou moins épaisse, de tissu pulmonaire.

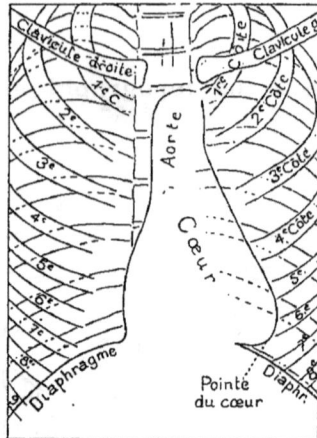

Schéma
de la Planche.
radiographique
(fig. 47).

Cœur normal
d'adulte.

Remarque sur l'image radiographique du cœur, vu par sa face antérieure.

Le cœur, surmonté des vaisseaux de la base, se détache, en noir foncé, sur la clarté vive des deux poumons qui l'entourent. On reconnaît sa forme régulière ; l'oreillette droite déborde à droite de la ligne médiane, et la masse ventriculaire dessine, du côté opposé, son relief bombé qui s'incline obliquement, en bas et à gauche, jusqu'à la surface convexe du diaphragme.

Remarque à propos de l'image radiographique du cœur sain. Fig. 47.

Le sujet est debout ; le cliché a été pris à 2 mètres de distance, de façon à faire correspondre les ombres projetées radiologiques aux dimensions exactes du cœur et de l'aorte.

II

PALPATION DU COEUR

Remarques sur la palpation du cœur.

Lors de l'examen d'un cœur, l'*inspection* attentive de la région précordiale doit toujours précéder la *palpation ;* la *percussion* viendra ensuite, et l'*auscultation* terminera.

Il est bon de palper, tout d'abord, à pleine main, afin d'obtenir une première impression d'ensemble sur la conformation générale de la région précordiale, l'étendue et la force d'impulsion systolique du choc ventriculaire, le claquement diastolique des valvules sigmoïdes, le rythme des contractions cardiaques, etc.

Remarque sur la figure 48.

On peut palper la région précordiale, soit au moyen de la pulpe des deux ou trois doigts intermédiaires, soit à l'aide de la face palmaire tout entière, à pleine main. La recherche de la pointe du cœur est plus facile en ayant recours, ensuite, à la pulpe digitale de l'index joint, ou non, au médius.

PALPATION DU CŒUR

48. — Palpation, à pleine main.

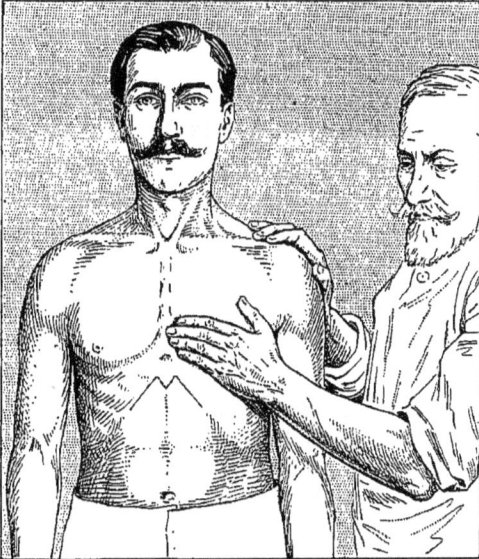

Le malade est debout, ou assis ; son thorax est nu.

Le médecin est à gauche du malade ; il applique, d'abord, sa main gauche à plat sur la région précordiale.

Remarque sur la figure 49.

Placé à droite du sujet, le médecin embrasse mieux, de la main droite, l'ensemble de la région précordiale. La pulpe des doigts affleure la région apexienne ; elle perçoit, souvent mieux que la paume de la main, les signes fournis par le choc de la pointe du cœur.

49. — Palpation, à pleine main.

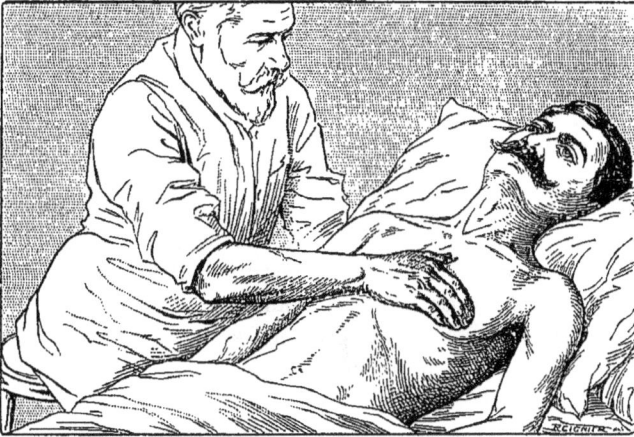

Le malade est couché.

Le médecin est à droite du malade ; il applique sa main droite sur la région précordiale, les pulpes digitales embrassant, pour ainsi dire, la pointe du cœur ; il apprécie la force et le rythme des contractions du myocarde.

Remarque sur la figure 50.

La recherche de la pointe du cœur, au moyen de la palpation, exige une étude attentive de la région apexienne.

On doit repérer et, au besoin, marquer au crayon dermographique, dans l'espace intercostal, le point le plus déclive au niveau duquel la pulpe des doigts perçoit bien nettement le choc systolique des ventricules ; à l'état sain, ce point correspond, dans le 5e espace intercostal gauche, à 7 ou 8 centimètres environ de la ligne médio-sternale.

La ligne « mamelonnaire », indiquée par certains auteurs, est trop variable, à l'état sain, même chez l'homme, pour être utilisée comme ligne de repère ; d'ordinaire, la pointe bat, normalement, *en dedans* de cette ligne. Il est préférable de se repérer sur la *ligne médio-sternale*, verticale, que l'on trace au crayon dermographique (voy. fig. 52, 53, 55 et 56).

50. — Recherche du choc de la pointe du cœur.

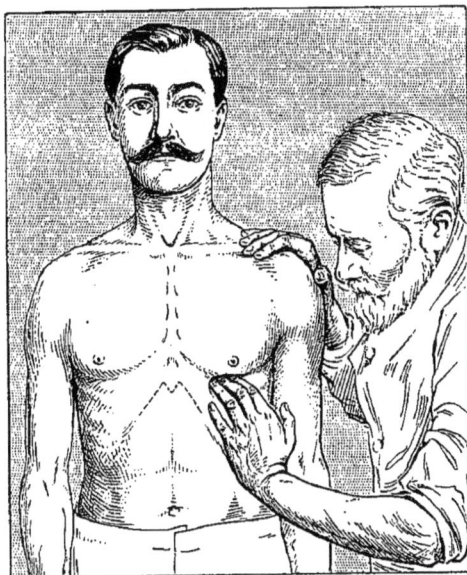

Le malade est debout ou assis.

Le médecin est à gauche du malade ; les trois doigts intermédiaires de sa main gauche explorent, de leur pulpe, les espaces intercostaux animés de battements.

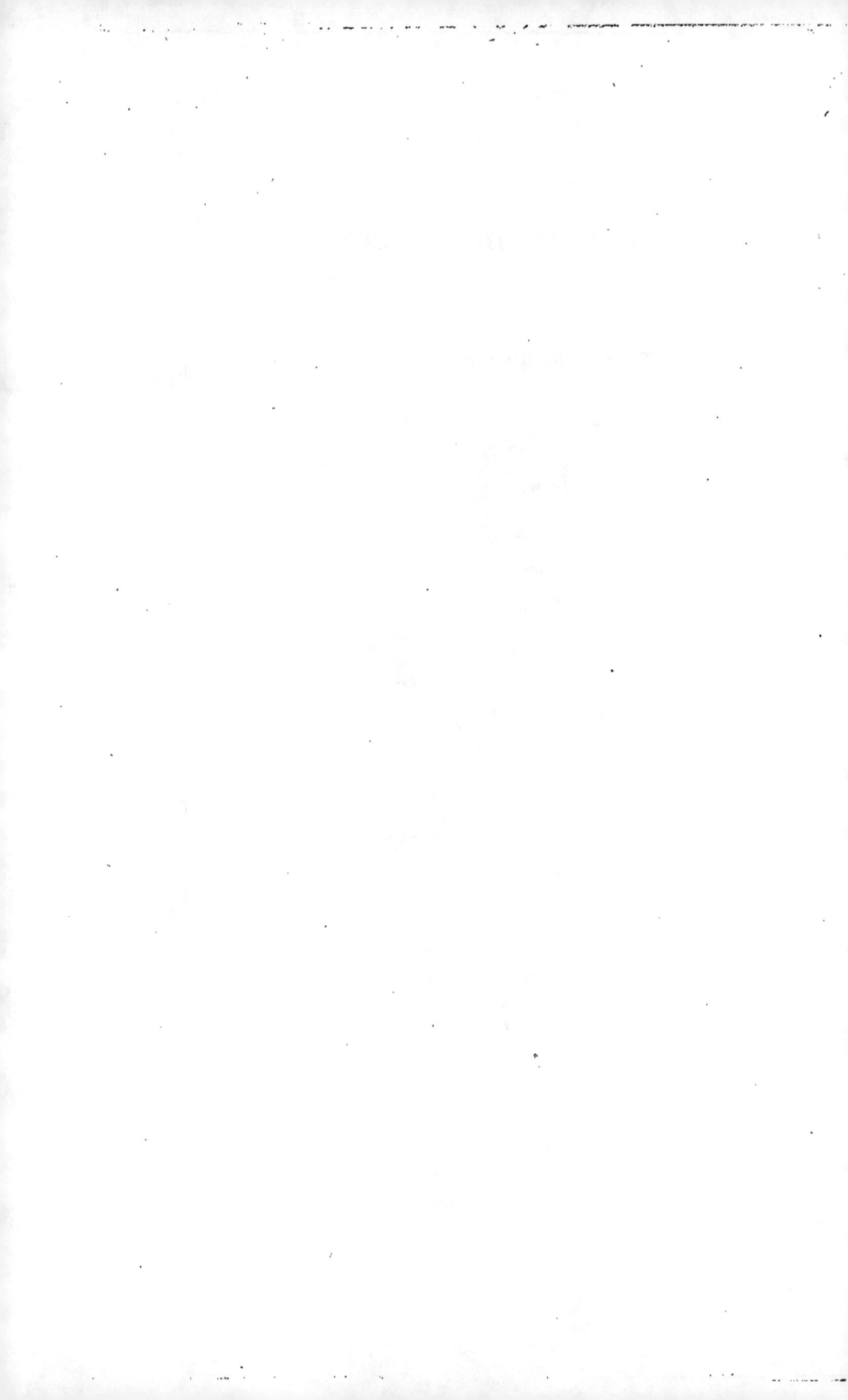

III

MENSURATION DU COEUR

Tous les procédés de mensuration du cœur ne sont qu'approximatifs, leur technique étant forcément incomplète. Seules, la radioscopie et la radiographie (v. fig. 47, p. 114) fournissent des indications précises sur le volume des différentes parties constitutives de la masse du myocarde.

En pratique, on a recours à des méthodes de mensuration rapides, suffisantes, cependant, pour donner une impression sur le volume du cœur. Le procédé de Constantin Paul, simple et facile, est encore journellement employé.

Remarques sur la mensuration du cœur.

La mensuration du cœur, par le procédé de Constantin Paul, est aussi commode que pratique. On repère la pointe du cœur, le bord supérieur du foie et le bord droit du cœur (oreillette droite), en tenant compte du fait anatomique suivant : le seul point *fixe* du cœur, quels que soient le volume et la position de l'organe, est *l'abouchement de la veine cave inférieure dans l'oreillette droite ;* ce point fixe correspond, d'une façon fort exacte, en projection, à l'insertion du 5ᵉ cartilage costal droit sur le sternum ; la distance qui existe entre ce point fixe et l'endroit où est perçu le choc de la pointe représente, d'une manière toute schématique mais suffisante, la *longueur* du cœur.

Le « schéma de repère » placé au bas de la figure 51 met en valeur : le thorax, la fourchette sternale, le 1ᵉʳ espace intercostal droit, le 1ᵉʳ espace intercostal gauche, la pointe du cœur et le point d'abouchement de la veine cave inférieure, au bas de l'oreillette droite.

La recherche du 1ᵉʳ espace intercostal donne, très souvent, lieu à des erreurs : la dépression limitée par la clavicule et la première côte est prise, par l'élève inexpérimenté, pour le 1ᵉʳ espace intercostal : toute la mensuration du cœur s'en trouvera faussée. Il faut donc apprendre à bien *repérer le 2ᵉ cartilage costal*, au-dessus duquel le doigt trouve, sans peine, le 1ᵉʳ espace intercostal.

**51. — Mensuration du cœur.
Recherche du 1er espace intercostal gauche.**

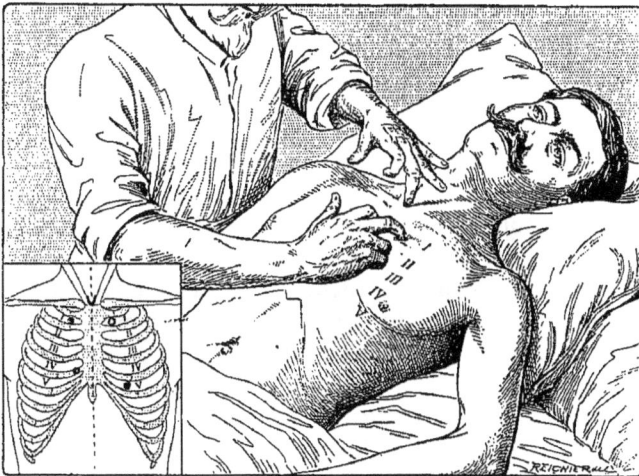

Le malade est couché.

*Le médecin est à droite du malade ; il cherche, d'abord,
le 1er espace intercostal gauche ; dans ce but, son médius
gauche reconnaît l'articulation sterno-claviculaire gauche .
tandis que le médius droit, glissant, de haut en bas,
sur le relief de la 1re côte, tombe aussitôt dans le
1er espace intercostal, contre le bord gauche du sternum.*

Remarques pour la figure 52.

―――

/   Le médecin, tout en maintenant un index dans le
1ᵉʳ espace intercostal, descend, d'espaces en espaces,
vers l'endroit où bat la pointe des ventricules ; il
compte, chemin faisant, le nombre d'espaces qu'il
doit, de la sorte, franchir pour arriver à l'extrême
limite inférieure du cœur (région apexienne).

La recherche des espaces intercostaux est rendue
quelquefois difficile par l'état anatomique de la paroi
thoracique antérieure (adiposité, œdème, etc.).

Le schéma, placé dans cette figure, montre la ligne
qui relie la pointe du cœur (5ᵉ espace) à l'abouchement de la veine cave inférieure dans l'oreillette
droite : cette ligne indique schématiquement la « longueur » approximative du cœur.

52. — Mensuration du cœur.
Repère de la pointe du cœur.

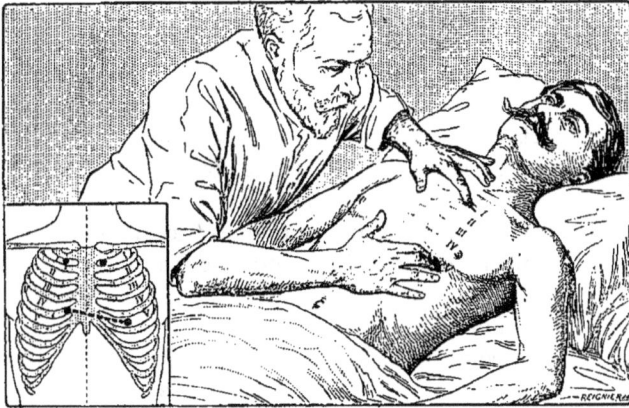

Le médecin poursuit la mensuration du cœur ; il a repéré, de son index gauche, le Ier espace intercostal gauche ; il gagne, de son index droit, l'espace intercostal gauche (normalement, le 5e) au niveau duquel il sentira le choc de la pointe du cœur.

Remarque sur la figure 53.

La percussion profonde, ou forte, se pratique, de haut en bas, du poumon vers le foie : elle permet de déterminer avec une exactitude assez rigoureuse le « bord supérieur » du lobe droit du foie (c'est-à-dire la partie la plus élevée de sa face antéro-supérieure). Ce haut de la matité hépatique correspond, à l'état sain, à l'insertion du 5ᵉ cartilage costal droit sur le bord droit du sternum (point que les travaux de Constantin Paul ont démontré répondre, dans la profondeur du médiastin, à l'embouchure de la veine cave inférieure dans l'oreillette droite).

Ce point, dans la méthode de mensuration du cœur, de Constantin Paul, marque le sommet de l'*angle cardio-hépatique*, angle droit, formé par les deux lignes de matité, celle du foie, d'abord, puis celle du bord droit du cœur.

Le schéma a tracé l'angle hépato-cardiaque, du sommet duquel se détache, à droite, le bord inférieur (ou la « longueur ») du cœur.

MENSURATION DU CŒUR

53. — Mensuration du cœur.
Recherche de la matité supérieure du lobe droit du foie.

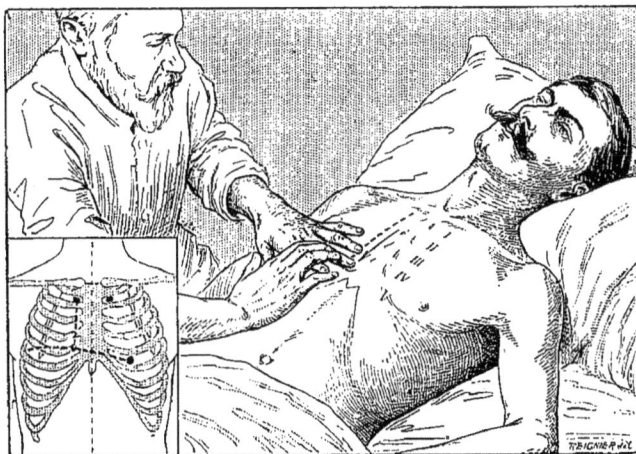

Le médecin doit établir un angle droit, l'angle « cardio-hépatique », dont le sinus est ouvert à droite du sujet et dont le sommet correspond à l'abouchement de la veine cave inférieure dans l'oreillette droite : il percute à fond, de haut en bas, l'hémithorax antérieur droit, pour obtenir la ligne de matité supérieure du foie ; son médius gauche, percuté, se place toujours parallèle aux côtes et aux espaces intercostaux antérieurs.

9

Remarque pour la figure 54.

Dans cette position, le médecin est mal à l'aise pour bien percuter à fond la paroi thoracique antérieure droite.

Le sujet se trouve obligé de détourner la tête, en la penchant du côté opposé à l'opérateur.

La position de choix est donc celle représentée dans la figure précédente (voy. fig. 53, p. 129).

MENSURATION DU CŒUR

54. — Mensuration du cœur.
Recherche de la matité supérieure du lobe droit du foie.

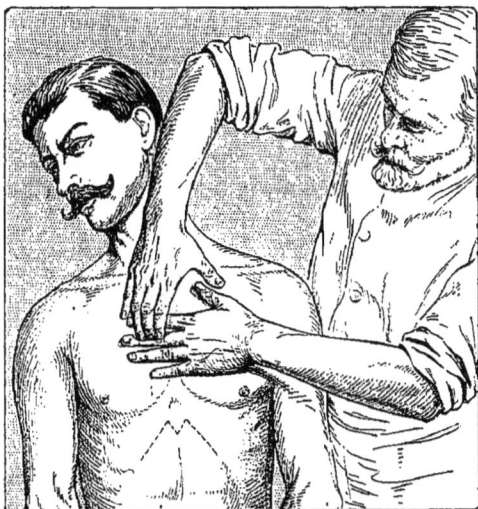

Le médecin recherche la matité supérieure du foie, mais il est, ici, placé à gauche du malade ; sa main droite percutante est, par suite, parallèle à l'axe du tronc ; l'avant-bras et le bras droits sont en mauvaise position pour percuter à fond la cage thoracique antérieure.

Remarque pour la figure 55.

En général, la percussion profonde permet d'établir, à l'état sain, que la matité du bord droit du cœur (donnée par la saillie de l'oreillette droite) correspond au bord droit du sternum, qu'elle déborde de 1 centimètre à 1 centimètre et demi.

Pour déterminer cette matité du bord droit du cœur, le médecin se trouve obligé de placer sa main gauche verticale par rapport au gril costal. C'est, là, une « position » anormale, insolite, car on devrait toujours percuter le thorax parallèlement aux espaces intercostaux.

Le schéma dessine l'angle hépato-cardiaque, de Constantin Paul ; il délimite le « bord droit » du cœur.

MENSURATION DU CŒUR

55. — Mensuration du cœur.
Recherche de la matité du bord droit du cœur.

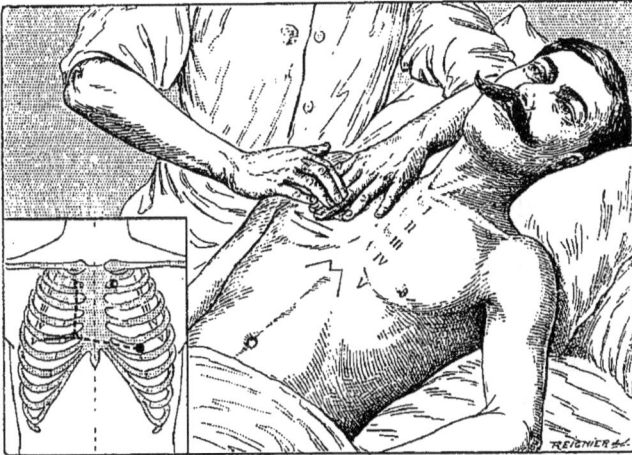

La percussion doit être profonde, afin d'éteindre la sonorité de la languette antérieure du poumon.

Pour bien repérer cette matité du bord droit du cœur, le médecin percute, d'abord, du poumon droit vers le cœur, puis, pour plus de certitude et pour confirmation, du cœur vers le poumon droit.

Le médecin trace alors la ligne de matité, ligne verticale, qui rejoint la ligne horizontale de la matité hépatique. L'angle « cardio-hépatique » est, de la sorte, établi.

Le sommet de cet angle représente le « point fixe » du cœur.

Remarque pour la figure 56.

On comprend, sans qu'il soit besoin d'entrer dans de longs détails, combien le cœur pourra, à l'état pathologique, avoir sa longueur modifiée profondément, selon que les désordres survenus dans le volume, le poids et la forme de l'organe, seront, soit circonscrits à l'un ou à l'autre des deux cœurs, soit généralisés à la totalité du myocarde.

Le schéma montre qu'à l'état normal, la pointe du cœur se trouve à peine au-dessous de l'angle hépato-cardiaque. A l'état pathologique, elle peut, suivant les cas, s'abaisser plus ou moins fortement, avec ou sans allongement de la longueur du cœur, ou demeurer horizontale. L'étude séméiotique des « déplacements de la pointe du cœur » offre, en clinique, un très grand intérêt.

MENSURATION DU CŒUR

56. — Mensuration du cœur.

Mesure de la « longueur » du cœur.

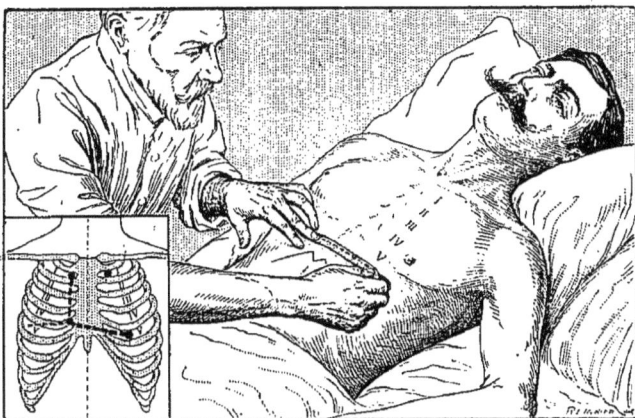

La « longueur du cœur » est la distance comprise entre l'angle cardio-hépatique et la pointe du cœur.

Le médecin la mesure, à l'aide d'un mètre, ou de son index (dont il doit connaître la longueur exacte).

Cette longueur du cœur oscille, chez l'adulte, à l'état normal, entre 7 centimètres et demi et 8 centimètres.

IV

PERCUSSION DU COEUR

La percussion du cœur est souvent malaisée, à cause de la sonorité trop grande des poumons, qui recouvrent en partie la masse du cœur.

En percutant le cœur à fond, lourdement, sans relever les doigts percuteurs aussitôt le choc obtenu, on obtient, d'abord, une zone de *matité* « centrale », parasternale, ensuite une zone de *submatité* concentrique à la matité centrale.

Il est bon de tracer, au crayon dermographique, les deux zones, celle de matité, et puis, celle de submatité ainsi obtenues ; il est loisible de les mesurer et d'en dessiner les aires sur papier transparent.

Remarque pour la figure 57.

L'attitude du médecin, placé à gauche du malade,
est souvent moins commode, pour obtenir la matité
précordiale, qu'à droite (voy. fig. 53, 55 et 58).

57. — Recherche de la matité précordiale.

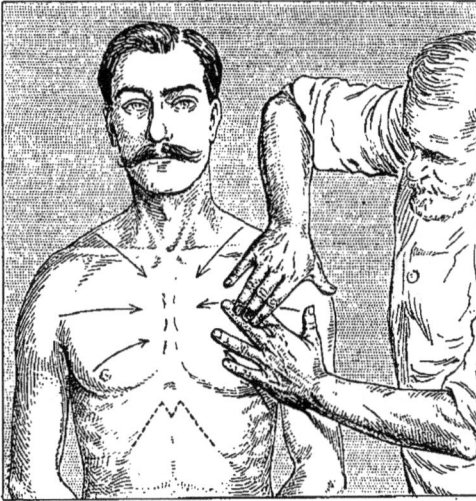

Le malade est debout, son thorax est à nu.

Le médecin, placé à gauche, dans cette figure, recherche la matité précordiale. Il percute, à droite et à gauche du sternum, d'une façon concentrique à la région médio-sternale.

La percussion est profonde, massive.

Remarque pour la figure 58.

La percussion du cœur est beaucoup plus aisée, le malade étant couché, que debout. Le choc, à l'aide de trois doigts percutants, est bien plus pénétrant, plus sûr, mieux éteint. Le médecin domine la face antérieure du thorax et a, peut-on dire, de la sorte, le cœur mieux en main.

Le schéma (un peu trop géométrique) donne l'aire de la matité précordiale. En pratique, il est rare d'obtenir, d'une façon aussi formelle, la surface de matité d'un cœur sain.

Comparez, d'ailleurs, le schéma avec l'image radiographique de la figure 47 (p. 115).

58. — Recherche de la matité du cœur.

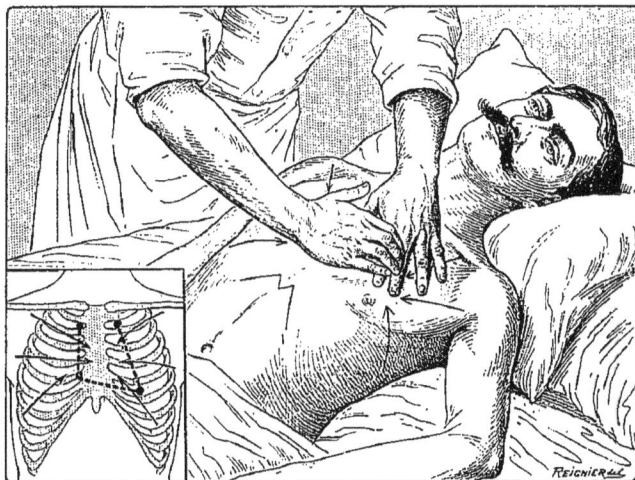

Le malade est couché.

Le médecin, placé à droite du sujet, percute à fond, des poumons vers le sternum, en suivant les mêmes lignes convergentes que dans la figure précédente. La percussion est beaucoup plus facile, dans cette position, que dans la précédente.

V

AUSCULTATION DU COEUR

(LES « FOYERS » D'AUSCULTATION)

Quelle que soit la technique au moyen de laquelle on ausculte un cœur, on doit s'imposer une règle invariable dans l'ordre d'examen des « foyers » d'auscultation ; c'est le seul moyen de ne jamais oublier l'un ou l'autre des départements de la région précordiale.

Le médecin auscultera, d'abord, *dans l'ordre habituel qu'il se sera imposé,* les quatre orifices valvulaires du cœur. Il procédera, ensuite, à l'auscultation de toutes les « zones intermédiaires ».

Remarques pratiques pour l'auscultation du cœur.

———

Une excellente · pratique consiste à ausculter « en croix » (x) le cœur, en commençant par la pointe même (orifice mitral), pour monter à l'orifice aortique (2ᵉ espace intercostal droit, sur le bord droit du sternum) ; de là, traversant la région sternale, à la base du cœur, on écoute au 2ᵉ espace intercostal gauche (sur le bord gauche du sternum) l'orifice pulmonaire, pour redescendre (en croisant le sternum) à la base de l'appendice xiphoïde, sur les 5ᵉ et 6ᵉ cartilages costaux droits où se trouve le foyer d'auscultation de l'orifice tricuspide.

Sur le schéma de la fig. 59 :

La lettre *M*, indique le foyer d'auscultation de *l'orifice mitral ;*

La lettre *A*, celui de *l'orifice aortique ;*

La lettre *P*, celui de *l'orifice de l'artère pulmonaire ;*

La lettre *T*, celui de *l'orifice tricuspide.*

AUSCULTATION DU CŒUR

59. — Schéma des foyers d'auscultation du cœur.

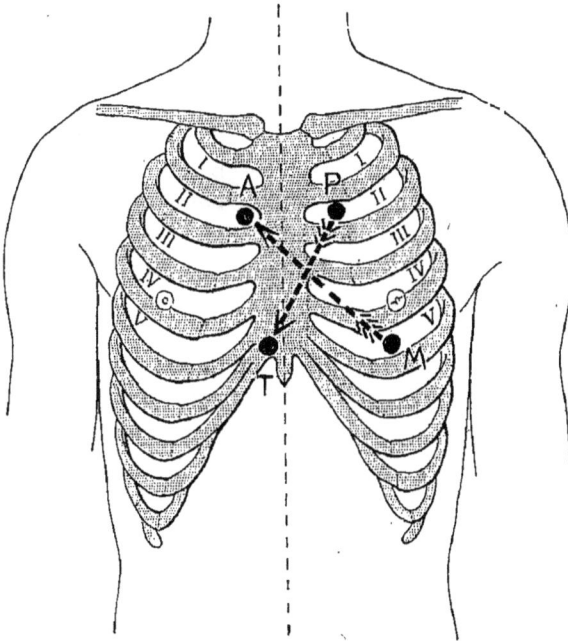

En général, l'auscultation doit avoir lieu, le malade d'abord couché, puis assis, ou debout ; le médecin se place aussi bien à la droite qu'à la gauche du sujet.

Pour la recherche des « bruits extra-cardiaques », le malade s'est, d'abord, assis, ou couché ; puis, il se couche ou se relève et se penche en avant, sans que le médecin cesse de l'ausculter.

Remarque pour la figure 60.

D'une manière générale, les bruits du cœur, normaux ou pathologiques, se propagent suivant le cours
de la colonne sanguine. Au niveau des foyers d'auscultation des orifices du cœur, la propagation des
bruits pathologiques revêt une importance de premier
ordre.

C'est ainsi que les bruits de souffle anorganiques,
ou « extra-cardiaques » (qui n'ont aucun rapport avec
une altération matérielle des valvules du cœur), n'ont
pas de zones de propagation ; de même, les frottements péricardiques meurent sur place et ne se propagent guère en dehors du cœur.

Tous les bruits de souffle « organiques » (causés par
une lésion de l'endocarde) se propagent plus ou moins
loin de leur foyer d'origine (voy. M, A, P, T,).

60. — Schéma de la propagation des bruits pathologiques du cœur.

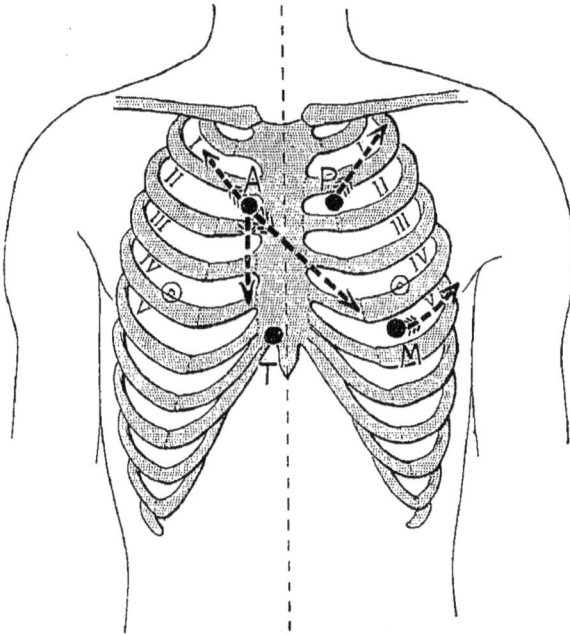

Le médecin recherchera, au niveau de chaque foyer d'auscultation, la propagation des bruits pathologiques du cœur.

Ces zones de propagation sont : au foyer mitral, la région axillaire ; au foyer aortique, la clavicule droite et, aussi, le segment inférieur du sternum, en gagnant, ou non, vers la pointe du cœur ; au foyer pulmonaire, la clavicule gauche.

VI

AUSCULTATION IMMÉDIATE
DU COEUR

(AUSCULTATION DIRECTE)

En général, il est plus commode d'ausculter un cœur en se plaçant à droite du sujet dont la paroi antérieure du thorax est à nu ou recouverte d'un linge fin et souple, non empesé.

Les muscles de la paroi thoracique doivent être dans la résolution la plus complète.

L'auscultation sera toujours pratiquée, tour à tour, sur un thorax appuyé, sinon à plat, tout au moins dans un décubitus dorsal (ou dorso-latéral) plus ou moins marqué, et, ensuite, redressé dans la position verticale. Souvent même, il est utile de faire, en outre, pencher en avant la poitrine du sujet, au commencement ou à la fin de l'auscultation du cœur.

Avant d'appliquer l'oreille au niveau d'un foyer d'auscultation, le médecin prend soin de le repérer, du doigt, pour éviter toute erreur.

S'il s'agit d'ausculter un cœur de femme, le médecin soulève délicatement le sein, au moment d'explorer la région de la pointe du cœur.

Remarque pour la figure 61.

———

Dans cette position fléchie, pénible pour le médecin, il est désirable que le malade ne soit pas placé sur un plan trop bas : l'auscultation, qu'il est souvent utile de prolonger, ne peut qu'y gagner.

AUSCULTATION IMMÉDIATE
DU CŒUR

61. — Auscultation de la pointe du cœur.

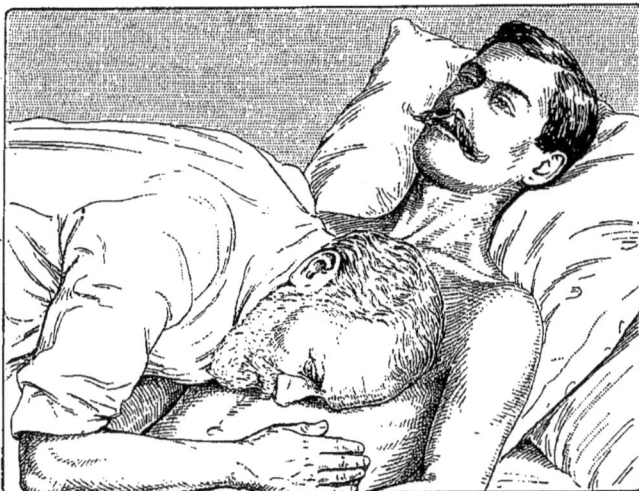

Pour ausculter l'orifice mitral, le médecin se place, de préférence, à droite du malade ; il a soin de faire mettre le malade dans le décubitus latéral droit ; de cette façon, son oreille aborde plus facilement la pointe du ventricule gauche et peut gagner, sans grand'peine, la région axillaire.

Remarque pour la figure 62.

———

L'étude attentive des bruits de la pointe du cœur, au moyen de l'oreille directement appliquée sur le thorax, le sujet étendu, est fatigante, pour le patient autant que pour le médecin. La position de la tête et de l'épaule (qui appuient sur le thorax du sujet couché), l'inclinaison marquée du tronc, l'immobilité de la face (en rotation maintes fois forcée), causent au médecin une gêne réelle, qui l'empêche souvent de prolonger, comme il faudrait, son examen et de bien apprécier l'état de l'orifice mitral.

AUSCULTATION IMMÉDIATE
DU CŒUR

62. — Auscultation du cœur vers l'aisselle.

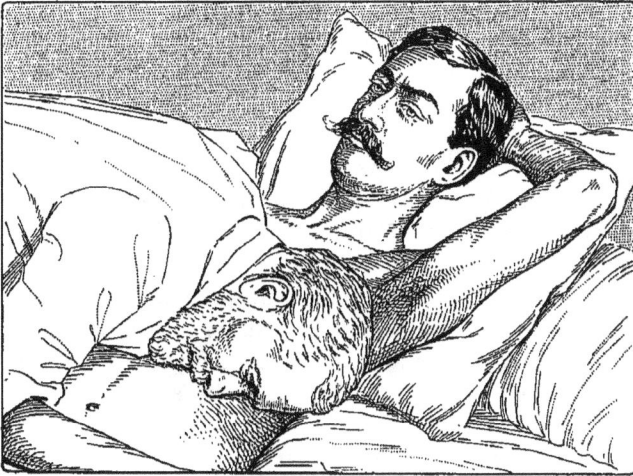

Le médecin étudie la propagation des bruits de l'orifice mitral, vers l'aisselle ; le malade a levé et tient son bras gauche dans le relâchement, au-dessus de sa tête.

Remarque pour la figure 63.

L'oreille, après avoir exploré la pointe du cœur, remonte progressivement vers la base, et gagne le 2e espace intercostal droit (sur le bord droit du sternum). Pendant ce temps, l'index de la main droite reste au contact de la région de la pointe du cœur, soit que le médecin veuille se guider sur le choc systolique pour établir à coup sûr le « temps » auquel correspond le bruit qu'il étudiera à la base du cœur, soit qu'il ait besoin de revenir, de la base à la pointe, afin de compléter son premier examen.

AUSCULTATION IMMÉDIATE
DU CŒUR

63. — Auscultation de l'orifice aortique,
puis de l'orifice pulmonaire.

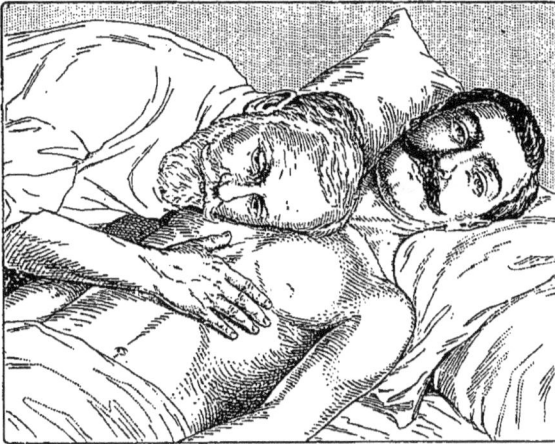

Le médecin fait incliner quelque peu la tête du malade,
à gauche, pour ausculter l'orifice aortique, puis à droite,
pour ausculter l'orifice de l'artère pulmonaire.

Remarque pour la figure 64.

Trop souvent, on oublie d'ausculter l'orifice tricuspide, dont les bruits pathologiques, bien que rares,
ont une valeur séméiologique importante. On se rap-
pellera, pour ne citer qu'un exemple, que le rétrécissement de l'orifice mitral se complique, à peu près une
fois sur deux, de sténose tricuspidienne.

Il faut, d'ailleurs, par principe, ausculter *tous* les
points de la région précordiale, chaque fois que l'on
procède à l'examen d'un cœur.

64. — Auscultation de l'orifice tricuspide.

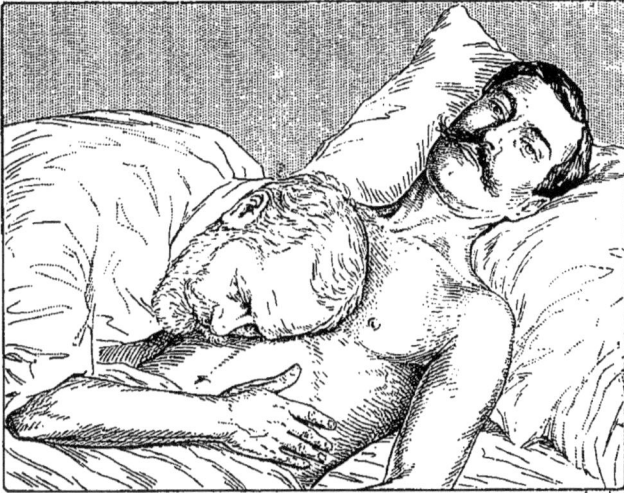

Pour ausculter l'orifice tricuspide, le médecin applique son oreille, d'abord à la base de l'appendice xiphoïde, puis sur les cartilages costaux droits correspondants (vcy. le schéma de la figure 59, p. 145).

VII

AUSCULTATION MÉDIATE
DU COEUR

AUSCULTATION STÉTHOSCOPIQUE
DE LAENNEC

L'auscultation médiate, comme l'immédiate, est pratiquée sur la région précordiale, soit à nu, soit recouverte d'un linge fin. Quand il s'agit d'ausculter un cœur de femme, il est nécessaire de soulever et de maintenir doucement le sein pendant l'examen de la pointe du ventricule.

Médiate ou immédiate, l'auscultation du cœur doit, toujours, être pratiquée en tenant compte des mouvements respiratoires. Il faut, successivement, noter les caractères des bruits, normaux ou anormaux, du cœur : a) pendant l'inspiration ; b) pendant l'expiration ; c) la cage thoracique étant maintenue vide d'air (après expiration forcée) ; d) le poumon étant rempli d'air (après profonde inspiration).

Remarques générales
pour l'auscultation « médiate » du cœur.

———

L'auscultation médiate du cœur, qui fut le point de départ des immortelles découvertes de Laënnec (1816) exige une technique bien ordonnée ; en voici les points les plus importants.

Le médecin, tenant, d'une main, l'embout du stéthoscope (fig. 65), doit, tout d'abord, le poser bien d'aplomb sur les téguments. Il a soin de maintenir l'instrument perpendiculaire à la surface qu'il va ausculter. Appliquant alors son oreille sur le pavillon du stéthoscope, il s'assure, à l'aide de l'autre main (fig. 65) du contact parfait établi entre son oreille et l'instrument.

A ce moment précis, ses deux mains quittent le stéthoscope : seule, une pesée modérée, effectuée par la tête du médecin, maintiendra dorénavant l'instrument en bonne position. Mais, les deux mains. tout d'abord, ne s'éloignent pas trop : elles restent prêtes à intervenir et à remettre, s'il était besoin, le stéthoscope en bonne position.

Il faut prendre vite l'habitude de sentir si l'oreille est bien appliquée sur le pavillon du stéthoscope et si, d'autre part, l'instrument demeure bien perpendiculaire à la surface du thorax.

AUSCULTATION MÉDIATE
DU CŒUR

65. — Mise en place du stéthoscope.

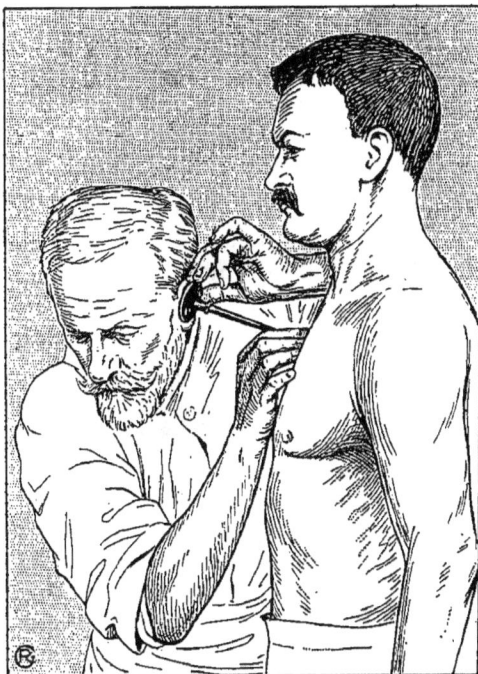

Le malade est debout, assis ou couché ; son thorax est découvert.

Le médecin tient, de sa main droite, l'embout du sté-thoscope ; il applique l'instrument sur les téguments et le maintient perpendiculaire à la surface qu'il va ausculter.

Remarque pour la figure 66.

———

L'auscultation stéthoscopique de la pointe du cœur, sur un sujet debout, peut être gênante pour le médecin, quelle que soit la taille du malade. Souvent, il est nécessaire de s'incliner assez bas pour maintenir en bonne position horizontale le stéthoscope à la surface de la paroi thoracique antérieure. Cette inclinaison de la tête du médecin le fatigue vite et l'oblige, maintes fois, à suspendre son examen ; mieux vaut, en effet, y revenir à plusieurs reprises, que de risquer d'être troublé par les bourdonnements d'oreille qui surviennent quand la tête est demeurée trop longtemps fléchie.

AUSCULTATION MÉDIATE
DU CŒUR

66. — Auscultation de la pointe du cœur.

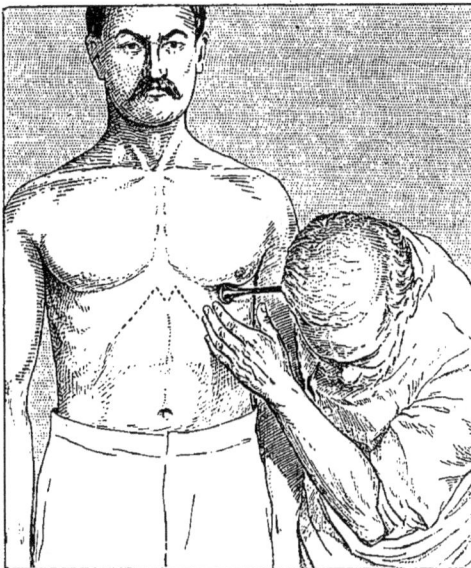

Le médecin est à gauche du malade ; il ausculte la pointe du cœur ; son stéthoscope est bien perpendiculaire à la surface du thorax ; le médecin écoute, de l'oreille droite ; puis, il demandera au malade de lever le bras gauche afin de rechercher la propagation des bruits pathologiques du cœur vers l'aisselle gauche.

Remarque pour la figure 67.

———

Pour ausculter la base du cœur, le médecin doit surveiller, avant tout, la direction que prend le stéthoscope, conformément aux saillies et inflexions des premières côtes et des cartilages costaux correspondants.

Il se place de façon à respecter cette direction de l'instrument, car il est nécessaire que l'embout reste en contact intime avec la surface des téguments : une bonne auscultation est à ce prix.

AUSCULTATION MÉDIATE
DU CŒUR

67. — Auscultation de l'orifice aortique.

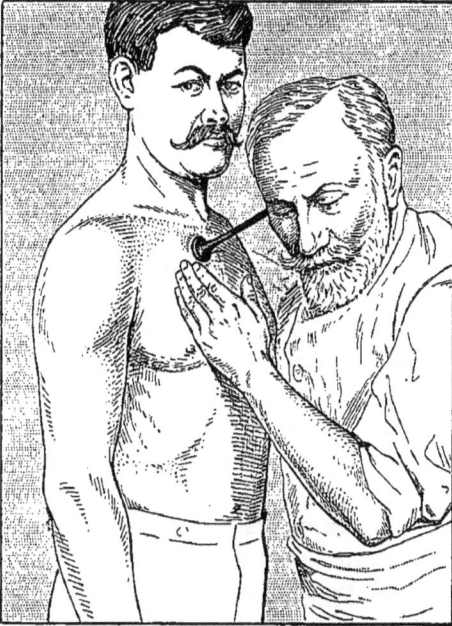

Le médecin ausculte l'orifice aortique.

Le malade est droit ; le médecin domine ainsi le haut de la paroi thoracique. Il suivra facilement la propagation des bruits anormaux, vers la clavicule droite, s'il ausculte l'orifice aortique, ou vers la clavicule gauche, s'il ausculte l'orifice pulmonaire.

Remarque pour la figure 68.

La résolution des muscles de la paroi thoracique antérieure, indispensable à une bonne auscultation, est plus facile à obtenir des malades quand ils sont couchés, ou, tout au moins, quand le tronc est dans un certain degré de décubitus, que debout.

Pour ausculter la pointe, le bras gauche du patient doit être quelque peu écarté, avant même que le médecin aille explorer le creux axillaire ; il faut donc surveiller avec grand soin l'état des muscles pectoraux ; à cet effet, l'épaule du malade repose à l'aise sur l'oreiller (fig. 68) et le coude appuie, sans effort, sur le plan du lit.

L'auscultation stéthoscopique de la pointe du cœur est plus facile pour le médecin placé *à gauche*, qu'à droite du malade.

Dans l'étude des bruits pathologiques de la région de la pointe, le stéthoscope doit être appliqué successivement : à la pointe même (région apexienne), en dehors de la pointe (région exapexienne) et en dedans de la pointe (région endapexienne). Les signes d'insuffisance mitrale sont surtout apexiens, ceux de rétrécissement (sténose mitrale) plutôt endapexiens ; la zone de propagation de ces bruits est, d'ordinaire, exapexienne.

AUSCULTATION MÉDIATE
DU CŒUR

**68. — Auscultation de la pointe du cœur.
Mise en place du stéthoscope.**

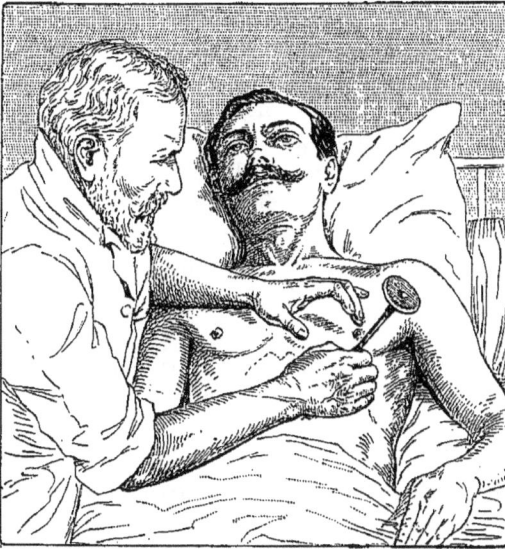

Le malade est couché, en résolution complète, les contractions musculaires troublant l'appréciation des bruits du cœur.

Le médecin est placé à droite du malade ; il applique l'embout du stéthoscope exactement sur le foyer d'auscultation de l'orifice mitral, à l'endroit où il a senti le mieux le choc de la pointe.

Remarque pour la figure 69.

L'auscultation stéthoscopique de la pointe du cœur, le malade étant couché et le médecin placé à sa droite, exige une incessante surveillance du stéthoscope : l'instrument risque de vaciller et de perdre sa rectitude. L'inclinaison de la tête du médecin, moins marquée que pour l'auscultation immédiate (voy. fig. 61, p. 151), favorise, d'ailleurs, les déplacements de l'instrument.

Les plus grandes précautions sont obligatoires. Seule, la pratique de l'auscultation donne une assurance parfaite ; elle permet, en plus, au médecin de mesurer la pression suffisante et nécessaire pour le maintien en bonne position de l'instrument sur la paroi précordiale.

69. — Auscultation de la pointe du cœur.

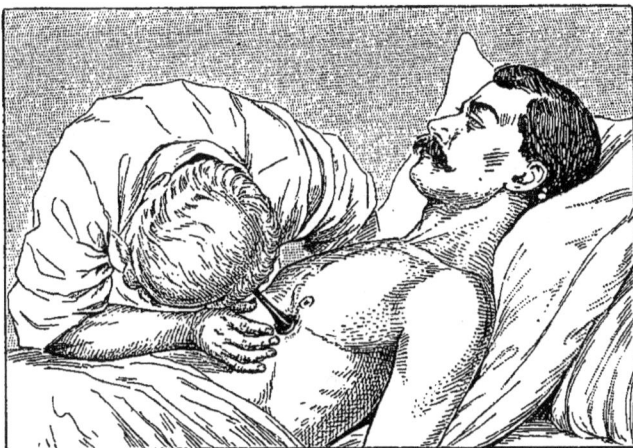

Le médecin vient d'appliquer l'oreille sur le pavillon du stéthoscope ; sa main droite est là, proche, prête à rectifier la position de l'instrument, le cas échéant.

Remarque pour la figure 70.

Quand, ayant étudié l'état des bruits du cœur, à la pointe, le médecin se porte vers l'aisselle afin d'apprécier la propagation de ces bruits *en dehors* et au delà du cœur, la résolution des muscles du tronc doit être d'autant mieux sollicitée que le malade se déplace en décubitus dorso-latéral droit, pour faciliter l'enquête stéthoscopique.

L'examen de la figure 69 montre combien cette enquête est plus aisée quand le médecin s'est placé *à gauche du malade.*

AUSCULTATION MÉDIATE
DU CŒUR

**70. — Auscultation de la pointe du cœur,
vers l'aisselle gauche.**

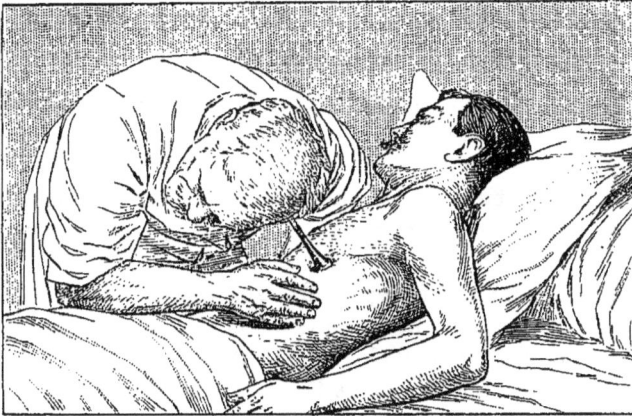

*Placé à droite, le médecin ausculte l'orifice mitral vers
l'aisselle gauche ; le malade s'est incliné dans le décubitus dorso-latéral droit, en vue de faciliter les gestes de
l'observateur.*

*La main gauche surveille toujours la position de l'em-
bout du stéthoscope.*

Remarque pour la figure 71.

L'auscultation du cœur doit toujours être pratiquée, tour à tour, immédiate et médiate, le thorax du sujet étant tenu couché, puis vertical. Certains bruits anormaux, en effet, se transmettent, très forts, dans le « cylindre de Laënnec » ; d'autres, au contraire, montent mal le long du tube stéthoscopique ; d'autres encore, difficiles à apprécier, très légers à l'oreille « directe », se détachent d'une façon saisissante quand on les recherche à l'aide de l'instrument.

Les bruits anormaux de l'orifice aortique justifient amplement cette remarque ; en particulier, le souffle diastolique (révélateur d'une insuffisance des valvules sigmoïdes de l'aorte) échappe très souvent à l'oreille directe, quand le malade est debout.

AUSCULTATION MÉDIATE
DU CŒUR

71. — Auscultation de l'orifice aortique et de l'orifice pulmonaire.

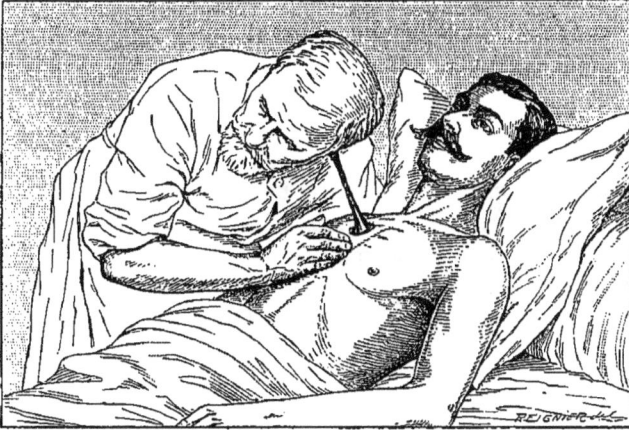

Le médecin ausculte l'orifice aortique, dans le 2e espace intercostal droit ; il suit, avec le stéthoscope, la propagation des bruits anormaux de l'orifice aortique et recherche le point où le bruit pathologique atteint son intensité la plus grande.

Le médecin auscultera, ensuite, l'orifice pulmonaire, dans le 2e espace intercostal gauche (voy. schéma, fig. 59, p. 145).

Remarque pour la figure 72.

Les déformations, très fréquentes, de la région xi-phoïdienne (retrait, dépression de la moitié inférieure du sternum, saillie anormale, ou subluxation en avant de l'appendice xiphoïde, etc.), rendent malaisée l'auscultation immédiate de l'orifice tricuspide. L'emploi du stéthoscope lève presque toutes les difficultés.

AUSCULTATION MÉDIATE
DU CŒUR

72. — Auscultation de l'orifice tricuspide.

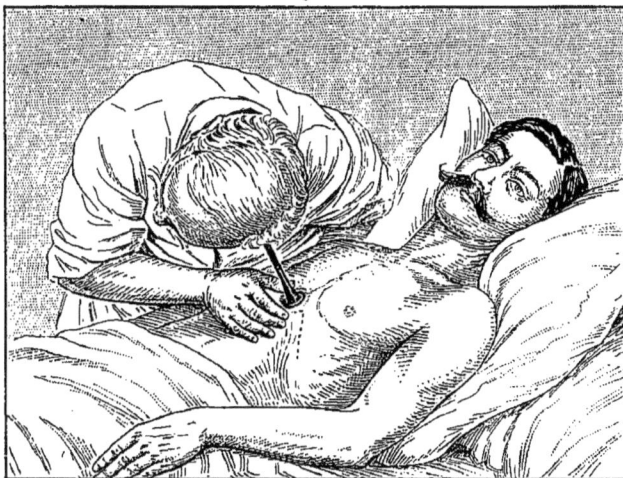

Le médecin ausculte l'orifice tricuspide, au niveau et autour de l'appendice xiphoïde : base du sternum, 5ᵉ et 6ᵉ espaces intercostaux, sur le bord droit du sternum, voire même au creux épigastrique.

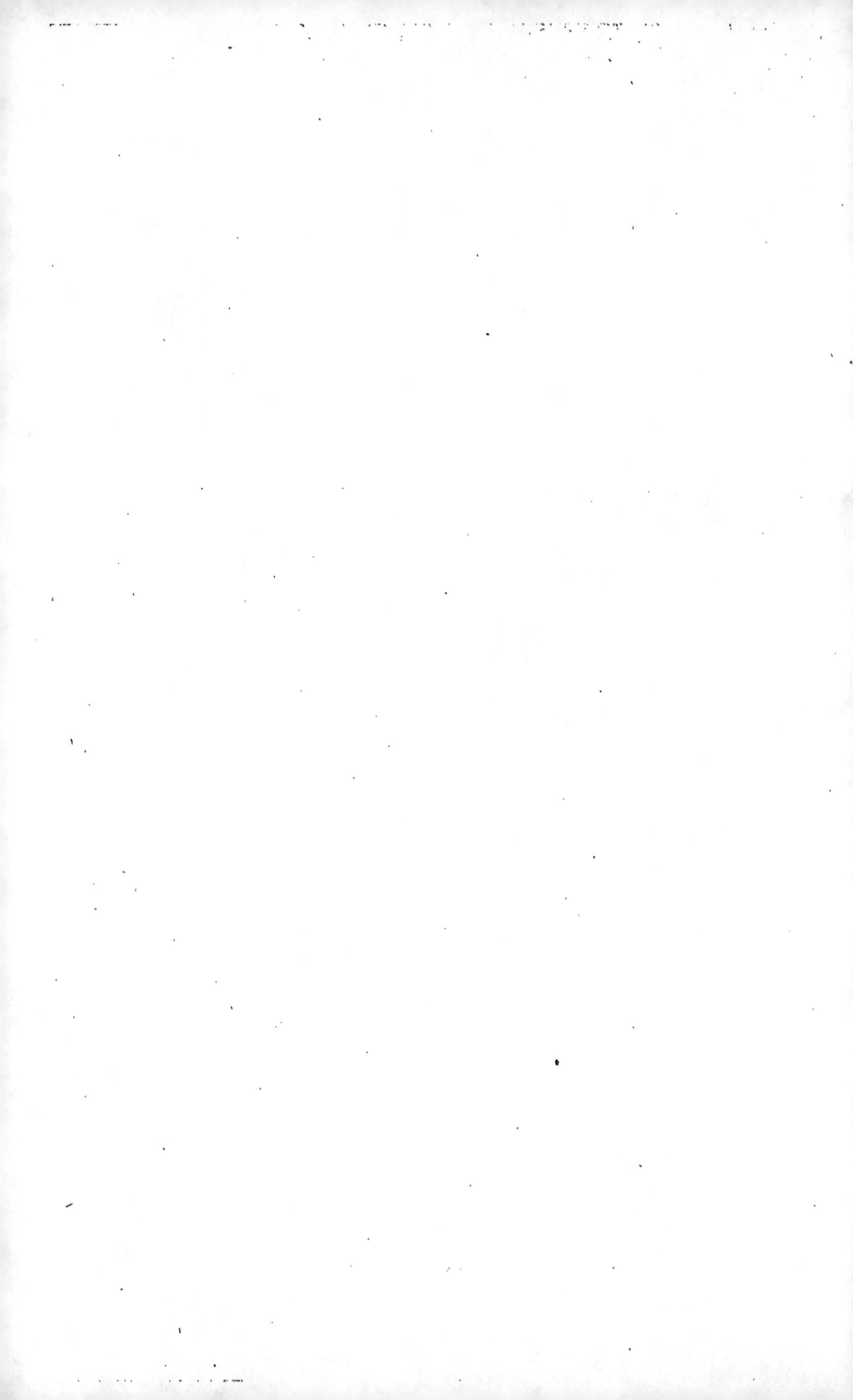

VIII

EXAMEN DU COEUR,

DANS LA PÉRICARDITE

Pour rechercher l'existence d'une *péricardite*, le médecin doit procéder, comme pour le cœur : à l'*inspection* qui ne lui permet plus de trouver le choc de la pointe); à la *palpation*, qui lui révèle, souvent, l'existence de points douloureux, le long des nerfs phréniques (à la région cervicale, de chaque côté du sternum, dans les espaces intercostaux, et à l'épigastre); à la *percussion* (qui peut lui donner une matité précordiale anormale par son étendue et par son intensité) ; enfin, à l'*auscultation*.

Remarques pour l'examen du cœur dans la péricardite (fig. 73 et 74).

Au cours d'une péricardite, l'auscultation précordiale peut faire entendre des *frottements* du péricarde.

Le siège de prédilection de ces bruits anormaux est : 1º une ligne transversale passant par les 3es espaces intercostaux, droit et gauche ; 2º les deux 2es espaces intercostaux, près du sternum ; 3º la région endapexienne ; 4º la base de l'appendice xiphoïde.

Sur le schéma de la page 179, les vaisseaux de la base du cœur sont indiqués par :

1. - Veine cave supérieure ;
2. - Crosse de l'aorte ;
3. - Artère pulmonaire.

EXAMEN DU CŒUR
DANS LA PÉRICARDITE

73. — Schéma du péricarde et des vaisseaux de la base du cou.

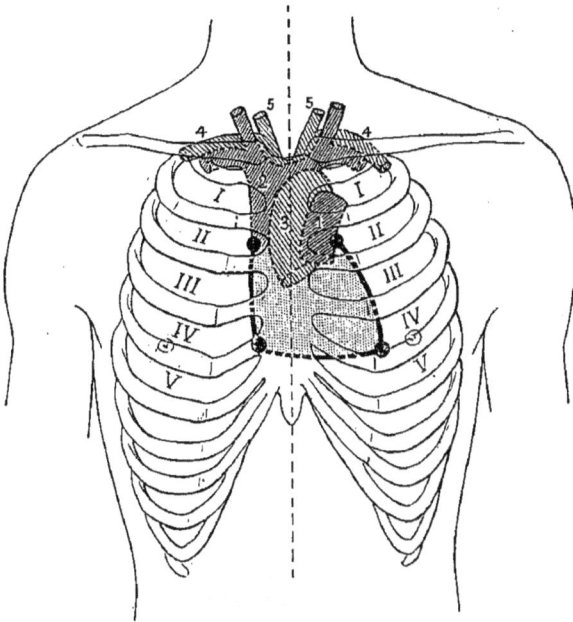

Pour rechercher la péricardite, le médecin a recours à la percussion et dessine la matité précordiale.

Dans la péricardite avec épanchement, le médecin peut obtenir des lignes de matité précordiale plus ou moins conformes au schéma de la figure 73.

Remarque pour la figure 74.

Un procédé excellent pour déceler les frottements péricardiques est le suivant : ausculter le malade couché ; puis, tout en l'auscultant, le faire se relever, peu à peu, sur son séant et se pencher en avant ; cette auscultation peut être directe (immédiate), ou stéthoscopique.

Un autre moyen, destiné à faire apparaître des frottements péricardiques (obscurs autrement, sinon même absents), est celui-ci : en auscultant, le médecin appuie fortement sa tête contre la région précordiale ; il déprime, si l'on peut dire, le sternum, en l'appuyant contre le cœur. Sous cette pression méthodique et progressive (qui ne doit jamais aller jusqu'à occasionner de la douleur au malade), les frottements apparaissent maintes fois ; ils disparaissent, sitôt que cesse la compression du sternum.

74. — Auscultation médiate du cœur
dans la péricardite.

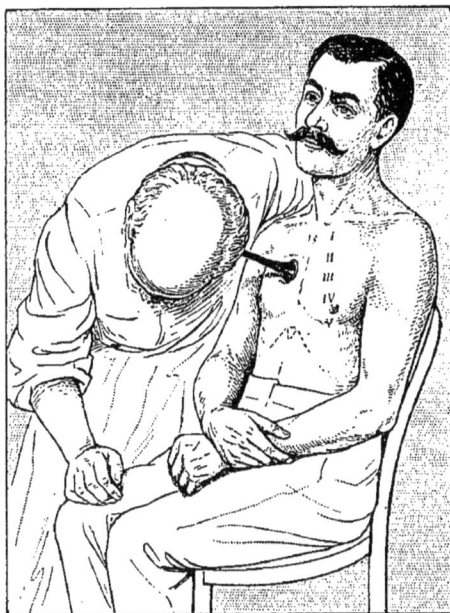

Le stéthoscope est appuyé de plus en plus fortement
au niveau d'un des lieux d'élection des frottements
péricardiques.

Le médecin auscultera, d'ailleurs, toute la région précordiale, en se rappelant : 1° que les frottements ne débordent jamais cette région, et 2° qu'ils montent assez
mal dans le « cylindre ».

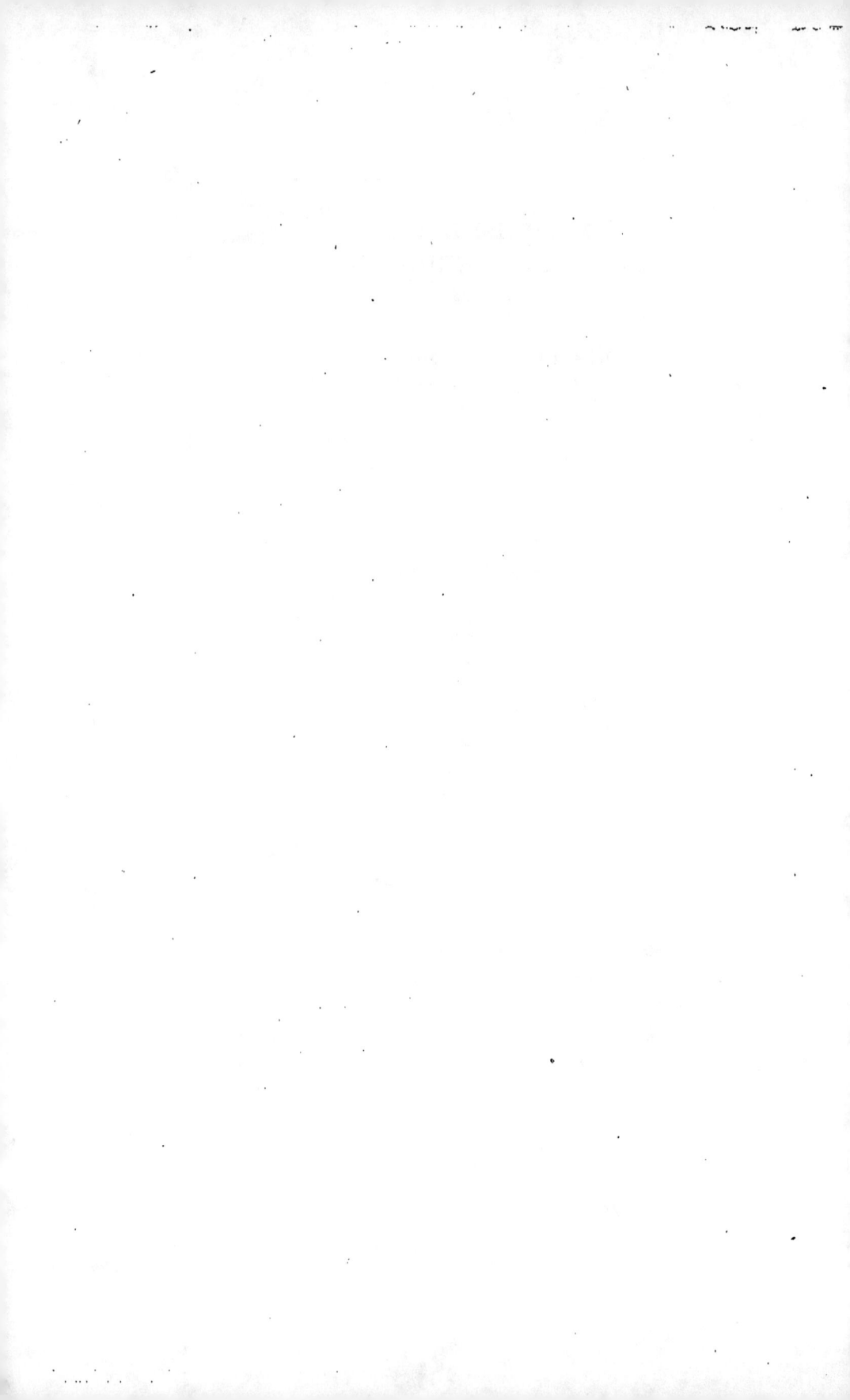

EXAMEN

DES VAISSEAUX ARTÉRIELS

Remarques pour l'examen des vaisseaux artériels (fig. 75 à 86).

Le médecin est appelé, journellement, à poursuivre ses enquêtes sur l'état des vaisseaux artériels accessibles à nos moyens d'observation.

Les artères périphériques des membres, de la région cervicale et de la tête lui fournissent de multiples renseignements, non seulement au sujet du *pouls* artériel, mais encore, eu égard à la structure des parois vasculaires, à leur volume, à leur forme, à leur longueur et à leur consistance.

L'aorte, elle-même, n'échappe pas à la surveillance attentive du médecin. La crosse affleure à la face profonde du sternum ; elle côtoie la fourchette (voir Schéma des vaisseaux de la base du cœur, fig. 73, p. 179) ; l'aorte thoracique peut être auscultée le long de la colonne vertébrale et l'aorte abdominale est accessible, en partie du moins, à la palpation et, par conséquent, au stéthoscope, avec interposition de la paroi abdominale antérieure.

INSPECTION DE LA CROSSE
DE L'AORTE

75. — Inspection de la crosse aortique,
à « jour frisant ».

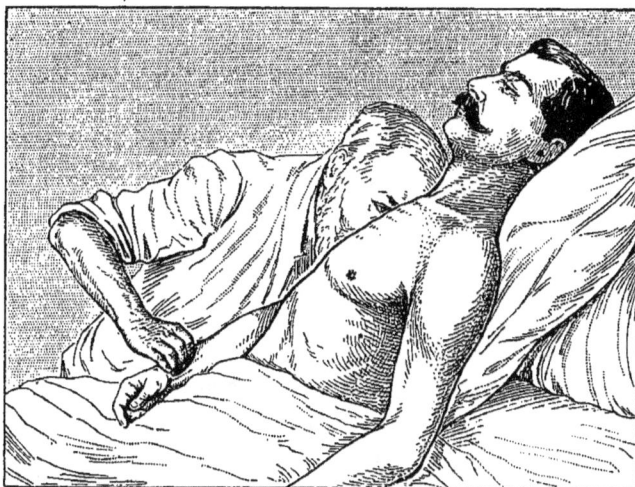

Les anévrismes de la crosse de l'aorte imprimant maintes fois une impulsion rythmée, systolique, à la partie de la région sternale qui domine la base du cœur, l'inspection de cette région s'impose.

Le malade est couché, ou debout ; son thorax est à nu.

Le médecin est à droite du malade ; il inspecte la région, à « jour frisant », en même temps qu'il prend le pouls radial ; il cherche un centre de battements, un choc distinct du choc précordial proprement dit ; il recherche, de même, une voussure, une saillie anormale animée, ou non, de battements.

Remarque à propos de la figure 76.

La palpation de la région sternale supérieure doit toujours être pratiquée, surtout lorsqu'on soupçonne la présence d'une dilatation anévrismatique de la crosse de l'aorte.

Une bonne manœuvre est la suivante :

D'une main, posée sur le cœur, le médecin perçoit les battements cardiaques ; de l'autre, appliquée sur la région sternale supérieure, il recherche l'existence d'un deuxième centre de battements distincts, chronologiquement, du choc précordial et dus à l'afflux du sang dans une ectasie artérielle.

Ensuite, l'index enfoncé doucement mais d'une manière progressive derrière la première pièce du sternum (fig. 76), va à la recherche du bord convexe de la portion transversale de la crosse aortique.

PALPATION DE LA CROSSE
DE L'AORTE

**76. — Palpation de la crosse aortique,
à la fourchette sternale.**

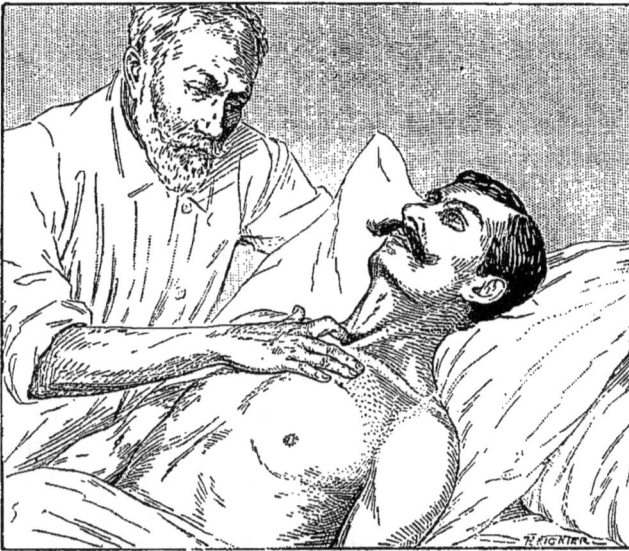

*Après avoir palpé la région sternale supérieure, le
médecin recherche la crosse de l'aorte au niveau de la
fourchette sternale ; son index droit s'enfonce entre les
deux chefs sternaux du sterno-cléido-mastoïdien ; si la
convexité de l'aorte est surélevée, il aura à la distinguer
d'une dilatation cylindroïde du tronc artériel brachio-
céphalique ou de la carotide primitive gauche.*

Remarque pour la figure 77.

Percuter la crosse de l'aorte, au niveau des deuxièmes espaces intercostaux, est un acte toujours assez difficile ; la sonorité grande du bord antérieur de chacun des deux poumons l'emporte, souvent, sur la submatité du vaisseau normal, voire même dilaté.

L'état pathologique de l'aorte, en augmentant les dimensions de l'organe, facilite l'enquête.

La percussion doit être pratiquée profonde, massive, la main percutante demeurant assez au contact du médius percuté, pour éteindre, le plus possible, la large sonorité du parenchyme pulmonaire juxta-aortique.

Remarque : contrairement aux données classiques de la percussion du thorax, la main gauche (percutée) est, ici placée perpendiculaire aux espaces intercostaux.

PERCUSSION DE LA CROSSE
DE L'AORTE

**77. — Percussion de la crosse aortique,
aux 2ᵉˢ espaces intercostaux.**

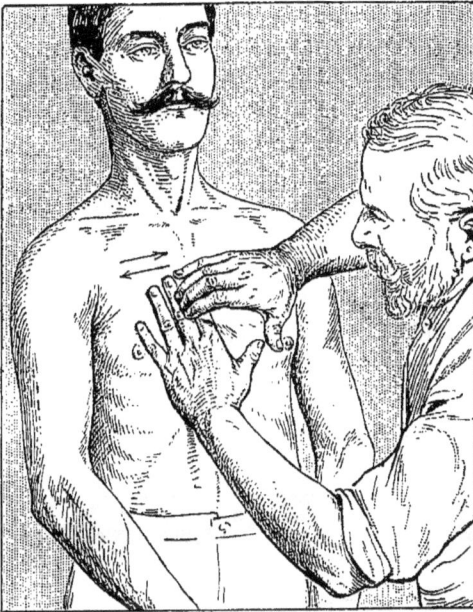

*Le médecin est à gauche du malade ; le doigt percuté
est parallèle à l'axe du sternum ; les mains gagnent
alternativement le bord droit, puis le bord gauche du
sternum, à la hauteur des 2ᵉˢ espaces intercostaux.*

*Le médecin dessine, à l'aide d'un crayon dermogra-
phique, les lignes de matité obtenues.*

Remarque pour la figure 78.

Le plessimètre, de Piorry (v. p. 48, fig. 20) et, mieux encore, le *Plessigraphe*, de Peter, permettent d'obtenir, grâce à une percussion plus minutieuse, la zone de matité dessinée par la crosse aortique au niveau de la région sternale supérieure.

L'aorte normale donne, sur la première pièce du sternum, une bande verticale de submatité, large de 3,5 à 4 centimètres environ.

Le plessigraphe remplace le médius de la main percutée ; la main droite percutante frappe, à coups nets et profonds ; et le médius, en tombant lourdement sur le plateau qui surmonte l'instrument, s'efforce d'éteindre les vibrations sonores produites par le parenchyme pulmonaire adjacent.

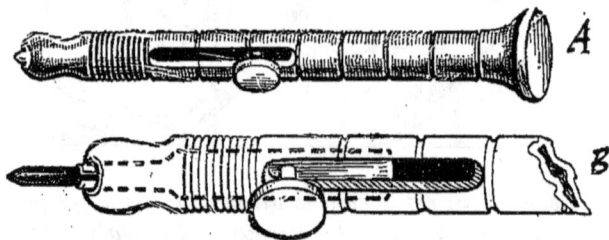

Plessigraphe, de Peter.

L'instrument (A), long de 10 centimètres gradués en millimètres, est muni (B) d'un crayon dermographique mobile et actionné par un bouton métallique.

PERCUSSION DE LA CROSSE DE L'AORTE

78. — Percussion de la crosse aortique, à l'aide du Plessigraphe de Peter.

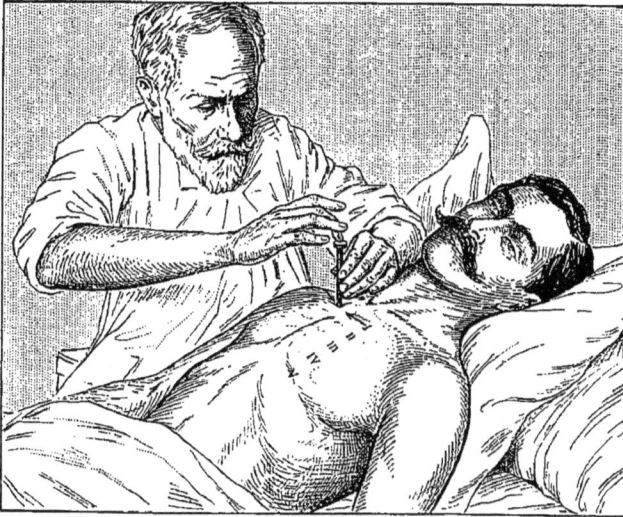

Le malade est couché.

Le médecin est à droite du malade ; il percute, à l'aide du plessigraphe de Peter (muni d'un crayon rentrant) : percussion comparable à la percussion bi-manuelle.

Le médecin trace, à droite et à gauche du sternum, les lignes verticales de matité obtenues par cette percussion profonde.

Remarque pour la figure 79.

Le champ d'auscultation de la crosse aortique correspond à la face profonde de la partie supérieure du sternum, le long de laquelle se déroule la convexité du vaisseau.

Le médecin suivra donc, de son oreille soit directement appliquée sur le sternum, soit munie du stéthoscope, la courbe de la crosse : partie du 2ᵉ espace intercostal droit, contre le sternum, cette ligne, à convexité supérieure, remonte vers le premier cartilage costal gauche et s'arrête dans le premier espace intercostal correspondant.

Au cours des aortites, les bruits pathologiques nés de l'aorte altérée se propagent presque toujours suivant cette courbe.

AUSCULTATION MÉDIATE
DE LA CROSSE DE L'AORTE

79. — Auscultation de la crosse.

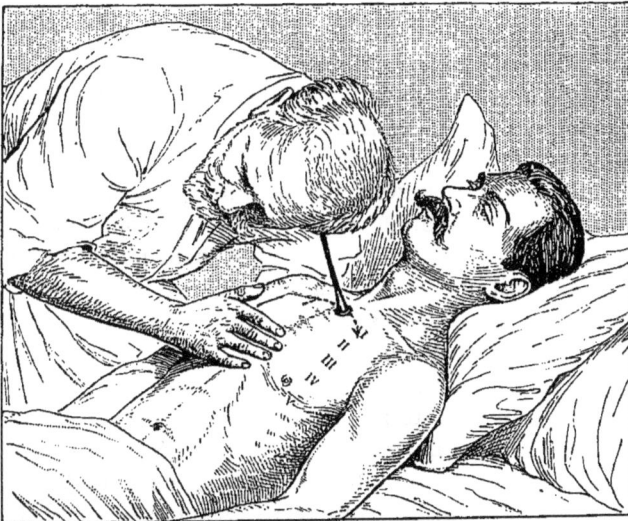

Le malade est dans le décubitus dorsal.

Le médecin est à droite du malade ; il ausculte, au moyen du stéthoscope, le long d'une ligne courbe à convexité supérieure qui part du 2e espace intercostal droit, sur le bord droit du sternum, et suit la convexité de la crosse aortique, sous la première pièce sternale.

Remarque pour la figure 80.

Les affections organiques de l'aorte thoracique sont peu accessibles au médecin, sauf lorsqu'il a recours à l'examen radiologique.

L'auscultation permet, cependant, quelquefois, d'y déceler soit une malformation (sténose congénitale, plus ou moins rapprochée de l'abouchement du canal artériel), soit une altération inflammatoire (aortite, anévrisme). L'enquête se poursuivra le long du rachis, dans la région dorsale.

La figure 80 montre le médecin en train d'ausculter au-dessous du hile du poumon gauche. C'est dans cette même région, d'ailleurs, qu'il a recherché (par la percussion et par l'auscultation) l'état de l'oreillette gauche, dilatée au cours du rétrécissement de l'orifice mitral (v. fig. 66 et 79).

Un peu plus bas, à la hauteur de l'apophyse épineuse de la 4ᵉ vertèbre dorsale, le médecin auscultera le *hile du poumon gauche ;* la palpation et la percussion de la même région compléteront son examen de la région hilaire gauche.

AUSCULTATION DE L'AORTE THORACIQUE

80. — Auscultation de l'aorte thoracique, dans la région dorsale.

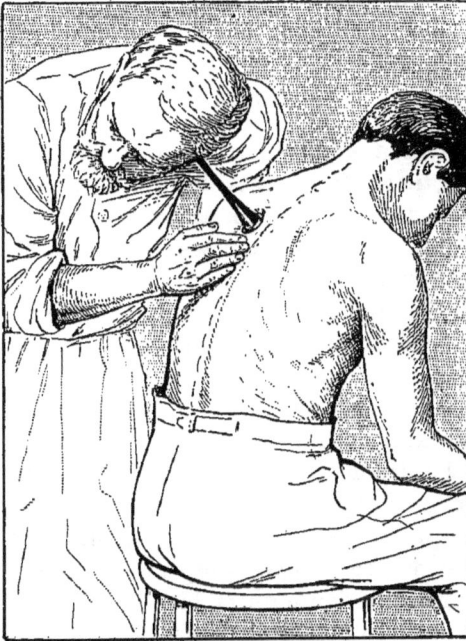

Le malade est debout, ou assis, le dos légèrement fléchi.

Le médecin est à gauche du malade ; il ausculte, au moyen du stéthoscope, suivant le trajet de l'aorte thoraco-abdominale.

Remarques pour la palpation de l'aorte abdominale (fig 81).

Pour arriver à explorer, le mieux possible, l'aorte abdominale, il est indispensable de vaincre la résistance des muscles de la paroi abdominale antérieure.

Le malade a relevé ses cuisses en les écartant ; il respire faiblement.

Le médecin applique la pulpe des quatre derniers doigts d'une main sur la ligne médiane, au-dessus de l'ombilic ; puis, pour appuyer plus profondément, mais d'une manière progressive et non brutale, il renforce sa première main à l'aide des quatre derniers doigts de l'autre main, en posant ceux-ci parallèlement au-dessus des autres. Il déprime les parties molles, jusqu'à ce qu'il perçoive le pouls de l'aorte abdominale qui se trouve comprimée, de la sorte, contre la face antérieure du rachis.

La forme, le volume et la consistance du vaisseau peuvent, ainsi, être appréciés.

PALPATION DE L'AORTE
ABDOMINALE

81. — Palpation bi-manuelle de l'aorte abdominale.

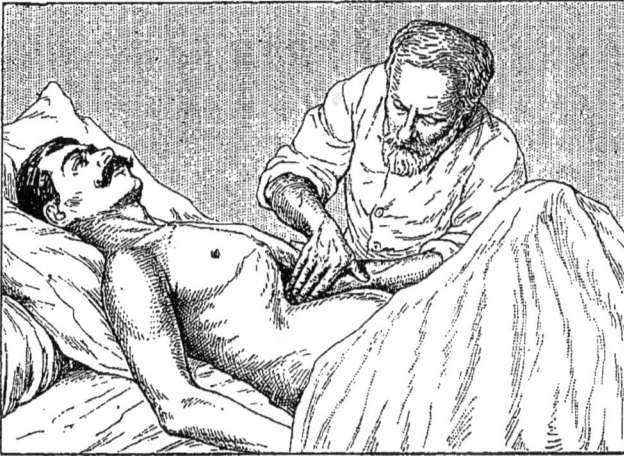

Le malade est couché, en résolution musculaire complète ; son torse est à nu.

Le médecin est à gauche du malade ; il place sa main gauche perpendiculaire à l'axe du corps et, des quatre derniers doigts, déprime la ligne blanche, dans la région épigastrique et sus-ombilicale. La main droite se superpose ensuite à la gauche.

Remarque pour la figure 82.

————

Autant la palpation de l'aorte abdominale est relativement aisée, pour peu que le malade se prête à l'expérience, autant l'auscultation stéthoscopique en est aléatoire. C'est, en effet, ici, la tête du médecin qui, par son propre poids et par les efforts musculaires de ses régions cervicales, doit surmonter les résistances musculaires de la paroi abdominale, déprimer suffisamment les viscères et maintenir en bonne rectitude le cylindre de bois sur lequel s'appuie l'oreille chargée de l'auscultation.

Il faut beaucoup de patience, de douceur et une grande expérience pour mener à bien l'épreuve.

AUSCULTATION DE L'AORTE
ABDOMINALE

82. — Auscultation de l'aorte abdominale, dans la région épigastrique.

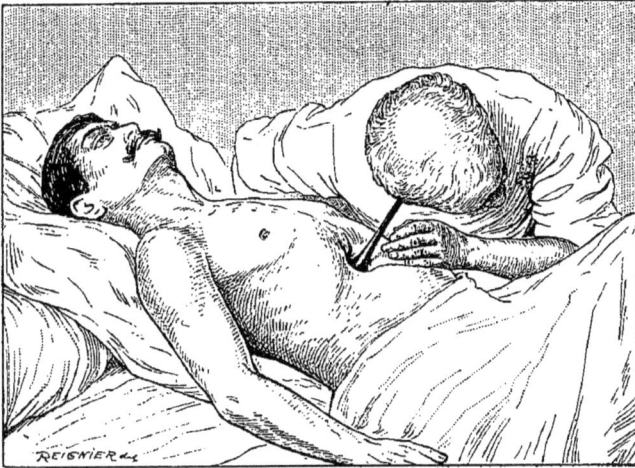

Le médecin est à gauche du malade ; il ausculte l'aorte abdominale à l'aide du stéthoscope, le long de la ligne blanche, dans les régions épigastrique et sus-ombilicale ; sa tête appuie progressivement sur le pavillon et sa main gauche, proche de l'embout, est prête à en rectifier la position.

Remarque pour la figure 83.

La palpation de l'artère fémorale, sur tout son trajet, en particulier au-dessous de l'arcade fémorale, est de pratique courante.

Il suffit de mettre bien à plat la cuisse et le bassin et d'appuyer les doigts normalement à la surface de l'artère, suivant le chemin parcouru par elle. La palpation du vaisseau en révèle le forme, le volume et la consistance ; elle permet aussi d'apprécier (d'une manière tout approximative) la tension de la colonne sanguine qui parcourt le conduit musculo-élastique. Le pouls de la fémorale doit toujours être étudié comparativement d'un côté, puis de l'autre.

PALPATION DE L'ARTÈRE FÉMORALE

83. — Palpation de l'artère fémorale, à l'anneau.

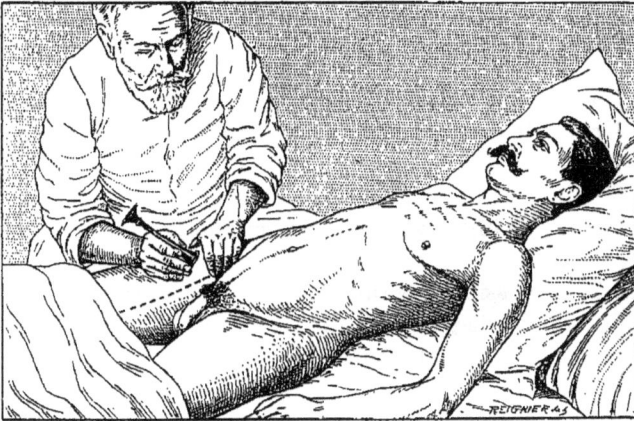

Le malade est couché, bien à plat.

Le médecin est placé du côté correspondant à la fémo-
rale qu'il veut palper ; les quatre derniers doigts de sa
main gauche recherchent la pulsation de l'artère ; ils la
trouvent, au-dessous de l'arcade crurale, à l'anneau ;
ils apprécient les battements, en même temps que la
forme, le volume et la consistance du vaisseau.

Remarque pour la figure 84.

On ausculte l'artère fémorale, surtout pour y rechercher le double souffle intermittent crural, de Duroziez.

A l'état normal, le stéthoscope, en appuyant sur l'artère, produit un souffle rythmique, synchrone au pouls radial et dû à la sténose temporaire occasionnée par la dépression mécanique de la paroi artérielle.

Ce souffle disparaît, quand la compression arrive à supprimer complètement le cours du sang dans l'artère.

Il est double, au contraire, lors de certaines conditions pathologiques, en particulier dans l'insuffisance de l'orifice aortique : le second souffle, beaucoup plus court, plus sec, plus « claqué » que le premier, se produit au moment de la diastole ventriculaire du cœur gauche.

AUSCULTATION DE L'ARTÈRE
FÉMORALE

84. — Auscultation de l'artère fémorale, à l'anneau.

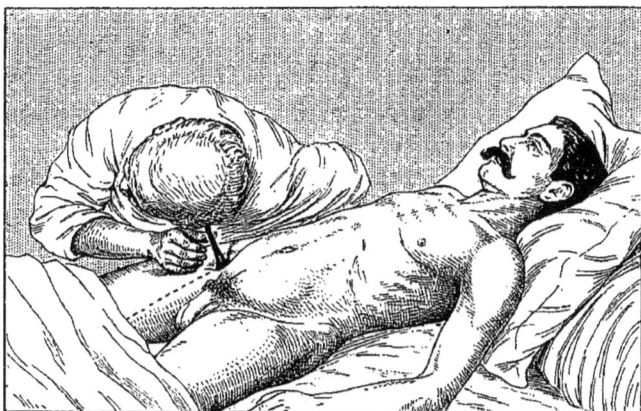

Le médecin applique le stéthoscope sur l'artère fémorale, à l'endroit où ses doigts l'ont sentie battre; il appuie son oreille sur le pavillon et, progressivement, écrase le vaisseau ; des bruits apparaissent, créés par la compression ; le médecin fait varier cette compression jusqu'au moment où le ou les bruits présentent la plus grande netteté et la plus forte intensité qu'il lui soit possible d'obtenir.

Remarque pour la figure 85.

― ― ―

« Prendre le pouls » est un art auquel tout médecin doit s'exercer, de très bonne heure.

Les caractères du pouls constituent une sémiologie aussi variée que précieuse pour le diagnostic d'une foule d'états pathologiques.

Le geste à accomplir est facile, réglé, méthodique et invariable.

La palpation de l'artère radiale, contre la gouttière du radius, fournit, en outre, des indications au sujet de la souplesse, de la consistance, du volume, de la forme, voire des anomalies du vaisseau.

Cette enquête minutieuse ne saurait être conduite avec trop de soin.

85. — Recherche du pouls, à la radiale.

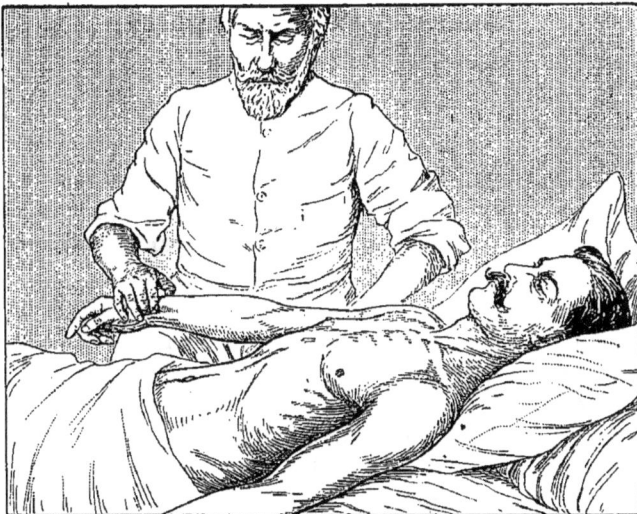

Le médecin est placé, par exemple, à droite du malade.

L'avant-bras droit du malade est en résolution musculaire : il repose, ici, sur le genou du médecin.

Le médecin applique doucement la pulpe de son index et de son médius sur l'artère radiale, au poignet ; son pouce s'appuie contre la face postérieure du radius et, de la sorte, assure la bonne attitude des doigts opposés.

Remarque pour la figure 86.

La palpation bi-manuelle d'une artère radiale, au poignet, permet de rechercher l'état de la tension sanguine intra-vasculaire, comme aussi d'étudier la récurrence palmaire, quand celle-ci existe.

C'est par la compression de la radiale, en amont du doigt étudiant le pouls, que Potain, à l'aide du sphygmomanomètre, entreprit d'apprécier la tension artérielle, à l'état normal et à l'état pathologique. Tous les appareils imaginés depuis lors s'emploient à obtenir la suppression de la pulsation radiale et à calculer la force nécessaire à cet effet.

La palpation bi-manuelle fournit des indications utiles à cet égard, quoique fort approximatives (hypertension, hypotension artérielle)

RECHERCHE DE LA RÉCURRENCE
PALMAIRE

86. — Recherche de la récurrence palmaire et de la pression artérielle.

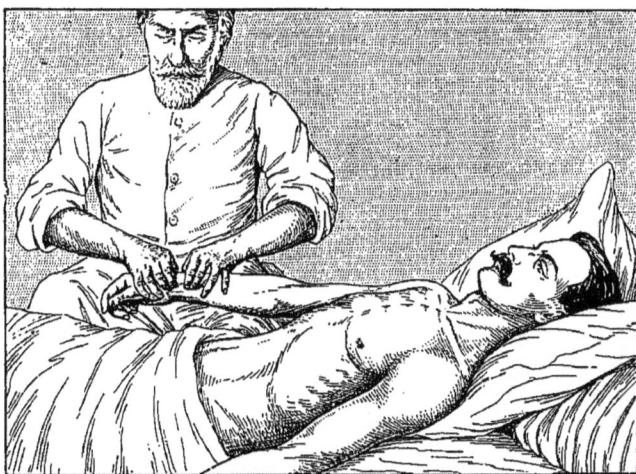

Le malade et le médecin ont la même attitude et les mêmes gestes que lors de la recherche du pouls radial (v. fig. 85).

Le médecin a recherché, de sa main droite, la radiale et apprécié les caractères du pouls ; pendant ce temps, sa main gauche, placée en amont de la droite, dans la même attitude, reconnaît l'artère radiale et l'écrase progressivement : la main droite étudie alors les modifications dans la tension sanguine que cet écrasement impose au pouls radial (suppression de la pulsation, récurrence palmaire, etc.).

EXAMEN

DES VAISSEAUX VEINEUX
DE LA BASE DU COU

Remarque pour la figure 87.

Pour étudier, à l'aide de la palpation, le « frémissement cataire » de la région cervicale (donné, par certains auteurs, comme un signe décisif de l'anémie et
de la chlorose), deux conditions indispensables sont
nécessaires : le malade doit faire preuve d'une bonne
volonté parfaite et accepter de demeurer quelque
temps dans une position pénible, la tête en rotation
forcée avec extension extrême ; de son côté, le médecin doit être doué d'un tact délicat, afin d'effleurer à
peine la surface des téguments, au lieu d'élection, en
se gardant bien d'écraser les confluents veineux soumis à sa palpation.

87. — Recherche du frémissement cataire.

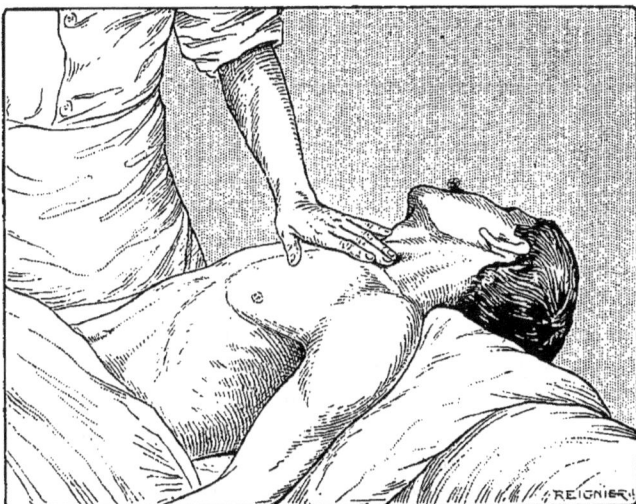

Le malade est couché, sa nuque reposant sur un tra-
versin ; la tête est en extension forcée, la face tournée
fortement du côté opposé aux vaisseaux (veines du cou
et artères carotides) que le médecin va examiner.

Les aponévroses cervicales du côté gauche sont, de la
sorte, tendues au maximum.

Le médecin, à droite du malade, applique le plus délicatement possible la pulpe de ses doigts sur la peau du
cou au-dessus de la clavicule gauche, entre les deux chefs
du sterno-cléido-mastoïdien : il recherche le « frémissement cataire » des veines jugulaires gauches.

Remarque pour la figure 88.

———

Les mêmes remarques sont à faire, à propos de la figure 88, que pour la figure 87. L'attitude du malade est d'autant plus gênante qu'elle se prolonge davantage et que le stéthoscope appuie plus lourdement sur les vaisseaux et les nerfs de la région cervicale.

Le médecin doit, de la main, surveiller la bonne position de son instrument acoustique ; il la rétablit, au cas où un geste intempestif du sujet viendrait à déplacer l'embout ou à détruire la rectitude de la direction du stéthoscope.

AUSCULTATION DES VEINES JUGULAIRES

88. — Auscultation des veines jugulaires.

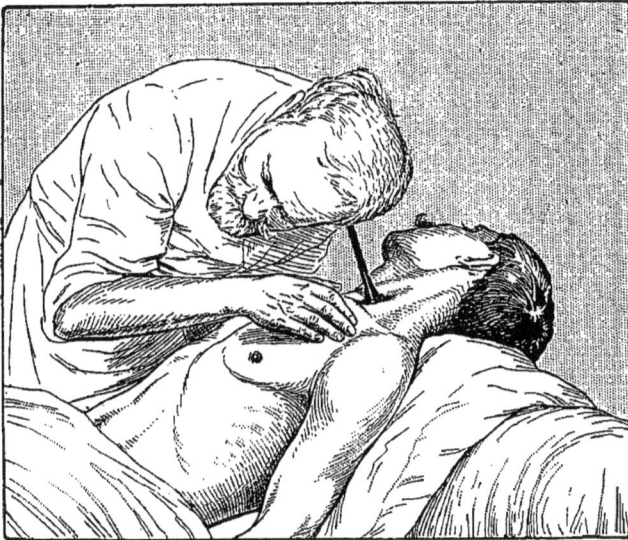

Le médecin est, ici, à droite du malade.

Entre les deux chefs du sterno-cléido-mastoïdien, au-dessus de la clavicule (qu'il évite de toucher), le médecin applique le stéthoscope sur les veines jugulaires ; sa tête appuie progressivement sur le pavillon, en faisant varier la pression ; de cette façon, il perçoit, à un moment donné, le maximum des bruits pathologiques : bruit continu, avec double renforcement (l'un, systolique, l'autre, diastolique), bruit de « diable » (anémie, chlorose).

APPAREIL DIGESTIF

I

INSPECTION DU TUBE DIGESTIF

**Généralités sur l'inspection des divers
segments du tube digestif.**

Jusqu'à l'utilisation des Rayons X dans l'étude
séméiologique des organes, l'inspection visuelle du
tube digestif se réduisait à peu près uniquement à
l'examen de la conformation de l'abdomen et à la
surveillance du rythme des contractions musculaires
de ses parois. Hormis le bucco-pharynx, toutes les
autres cavités digestives échappaient à nos yeux ;
car l'œsophagoscopie, la gastrocospie et la rectoscopie
réclament, chacune, une intervention instrumentale
qui ressortit. aux manœuvres chirurgicales ; et l'on
peut ajouter que la portion cervicale de l'œsophage
n'est guère accessible, normalement, à nos yeux.

On se contentait donc de regarder le ventre ; et
l'on y constatait, parfois, une déformation (aplatis-
sement total du « ventre en bateau », affaissement

partiel, tuméfaction générale (météorisme) ou circonscrite (par distension régionale du gros ou du petit intestin), etc. ; d'autres fois une immobilité unilatérale (paralysie du diaphragme) ; ou bien encore, des contractions paradoxales, le hoquet, etc.

Bref, servi par un moyen d'investigation aussi superficiel, le clinicien n'obtenait que des renseignements restreints et, trop souvent, incomplets.

Or, voici que les rayons X, mis en marche après ingurgitation d'une substance opaque (bismuth, carbonate de baryte) ont ouvert aux enquêtes sur le tube digestif un champ d'étude extrêmement fertile. Désormais, on voit fonctionner, dans la chambre noire, l'œsophage, l'estomac, le duodénum, le reste du grêle et chacune des portions du gros intestin ; l'appendice lui-même, quoique plus rarement (16 fois sur 100), peut être rempli par la bouillie opaque et révéler sa vraie place dans la cavité abdominale.

De ces conquêtes nouvelles l'étudiant doit être averti ; il doit en profiter pour assurer ses connaissances en anatomie, tant normale que pathologique, et pour compléter son éducation clinique. La série de huit figures radiographiques insérée ci-après et que nous devons à la grande obligeance de notre collègue et ami le docteur Aubourg, donnera au lecteur une impression saisissante de l'importance prise par l' « inspection radiologique » dans l'étude du fonctionnement du tube digestif.

On comprendra, de même, à quel degré de perfection peut arriver, bien conduite sous l'écran lumineux, une bonne et méthodique « palpation » des organes logés dans l'abdomen.

HUIT
IMAGES RADIOGRAPHIQUES
CONCERNANT L'INSPECTION
DU TUBE DIGESTIF

(FIGURES 89 à 96)

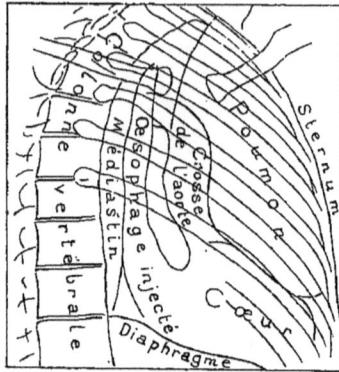

Schéma 89. — Œsophage normal.

Remarque concernant l'œsophage normal.

———

Une colonne bismuthée dessine l'œsophage normal qui apparaît (le sujet étant placé en position oblique) entre le rachis, à gauche, et l'ombre cardio-aortique, à droite.

Les portions cervicale, intra-thoracique et abdominale de l'œsophage sont, ici, grâce au bismuth, accessibles à l'observateur.

Radiographie de l'estomac normal.
1ʳᵉ position (sujet debout), figure 90.

Le corps, en position verticale, est vu de face. Chez ce sujet, l'extrémité supérieure de l'estomac, en dôme, dépasse quelque peu la ligne transversale du ménisque intervertébral qui réunit la 11ᵉ et la 12ᵉ vertèbres dorsales ; le bas fond pré-pylorique affleure le milieu du corps de la 4ᵉ vertèbre lombaire.

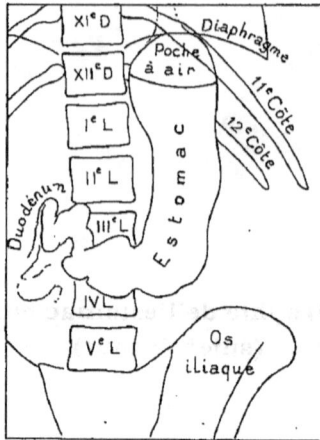

Schéma 90. — Estomac normal, debout

Remarque pour la radiographie de l'estomac.

Estomac normal, le tronc étant debout, après la prise d'un lait de bismuth.

Dans cette position première, *les deux tiers inférieurs de l'estomac sont accessibles à la palpation ; le tiers supérieur demeure caché sous la cage thoracique gauche. Le bas-fond de l'organe confine à la ligne transversale réunissant les deux épines iliaques antéro-supérieures.*

On notera les différences profondes dans la forme et dans la situation de l'estomac en première et en deuxième positions.

Radiographie de l'estomac, en 2ᵉ position (le sujet couché), figure 91.

La poche gastrique montre son extrémité supérieure à la hauteur de la partie moyenne du corps de la 10ᵉ vertèbre dorsale ; son extrémité inférieure, chez ce sujet, affleure la moitié supérieure du corps de la 2ᵉ vertèbre lombaire.

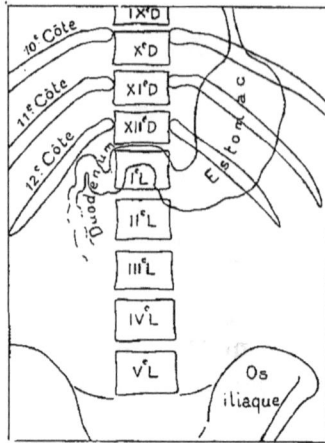

Schéma 91. — Estomac normal, couché.

Remarque pour la radiographie de l'estomac couché (2ᵉ position).

Estomac normal, même sujet que figure 90 ; mais couché, à plat dos, sur le plan de la table radiologique.

Cette figure représente la topographie normale *de l'estomac, au moment de l'examen clinique, ou opératoire.*

Dans cette position horizontale, le tiers inférieur, ou droit, de l'estomac est, seul, accessible à la palpation ; les deux tiers supérieurs et gauches sont cachés par la cage thoracique.

Les deux positions successives (fig. 90 et 91) *sont indispensables pour tout examen méthodique de l'estomac.*

Remarques concernant l'image radiographique du duodénum normal (fig. 92).

Le duodénum, fort difficile à étudier par la palpation, peut donner, quand on l'examine, à l'écran, après repas bismuthé, des renseignements d'une extrême précision : sa forme, ses dimensions, son mode de fonctionnement peuvent être inspectés avec tout le soin désirable.

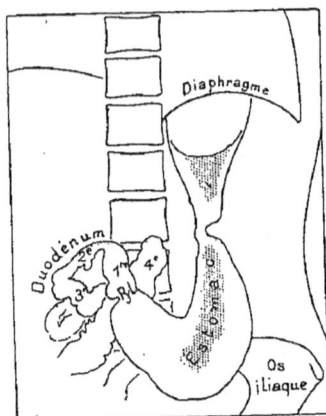

Schéma 92. — Duodénum normal.

Sur la figure ci-contre, on aperçoit les quatre portions de l'organe remplies de bismuth : la 1re (bulbe duodénal) toujours distendue ; la 2e dite « hépatique » ; la 3e horizontale ; la 4e aboutissant au muscle de Treitz (sur le même plan mais à droite du bulbe).

Radiographie de l'intestin grêle.
Remarques concernant l'intestin grêle
(fig. 93).

A l'état sain, les anses grêles, normales, plus ou moins vides et facilement accessibles à la palpation et à la percussion, ne donnent aucune indication sur leur volume, leur forme ou leur topographie générale. Le repas de bismuth peut révéler tous ces détails.

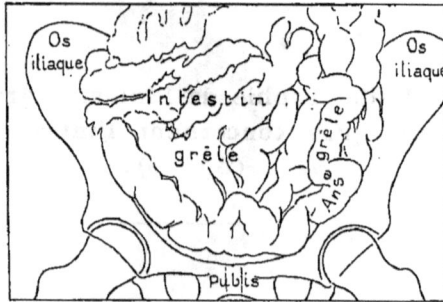

Schéma 93. — Intestin grêle.

Dans la figure ci-contre, le grêle est exceptionnelle-
ment rempli de bismuth et d'une façon complète. Il
s'agissait d'une « gastro-anastomose » s'évacuant extrêmement vite dans l'iléon et le dessinant au mieux.

Radiographies du gros intestin normal
(fig. 94, 95, 96).

L'inspection des divers segments du gros intestin, après lavement de liquide bismuthé, permet non seulement d'apprécier la forme, le volume et les dimensions de ce long conduit, mais aussi de suivre les modifications de position, la mobilité ou la fixité de chacune de ses régions constitutives.

La palpation sous l'écran complète singulièrement les données de l'examen radioscopique.

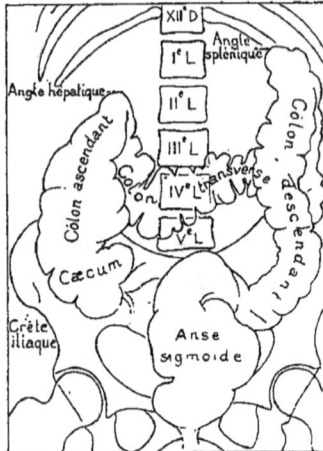

Schéma 94. — Gros intestin normal, couché.

Remarques au sujet du gros intestin, couché
(1re position).

Le lavement bismuthé permet de voir, avant la palpation, les caractères généraux du gros intestin. Dans la
figure ci-contre, le sujet étant couché à plat et ayant reçu
un lavement d'un litre de liquide bismuthé (qu'il a
gardé), l'intestin se montre dans sa bonne position pour
la palpation.

La région de l'angle splénique des côlons collée sous
le diaphragme gauche est, pratiquement, inaccessible à
la palpation.

Radiographie du gros intestin, debout (fig. 95)
(2ᵉ position).

Le sujet debout, les rapports du gros intestin se modifient profondément, tout au moins pour ce qui est du côlon transverse et du côlon descendant.

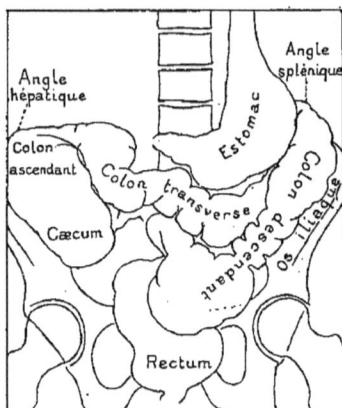

Schéma 95. — Gros intestin, debout.

Remarques sur le gros intestin, debout
(2e position).

Il s'agit du même sujet que dans la figure précédente,
mais debout, cette fois, et non plus couché. On notera
l'apparition des « poches à air » (hépatique, transverse
et splénique). L'angle hépatique des côlons est descendu ;
mais l'angle splénique (le point réellement le plus fixe
des côlons) reste inaccessible à la palpation, immobile
dans sa « loge sous-thoracique ».

L'image radiographique de l'appendice vermiforme du cæcum (fig. 96).

L'appendice vermiforme du cæcum, tant qu'il est normal, échappe le plus souvent à la palpation la plus expérimentée.

Les dimensions de l'organe n'ont rien de bien réglé ; de même, sa position semble varier dans une grande étendue. Sa réplétion par le liquide bismuthé permet assez souvent, aux rayons X de le mettre en valeur.

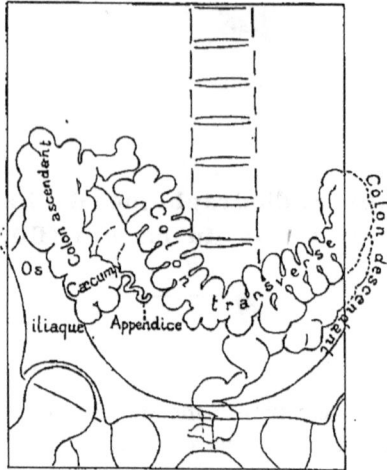

Schéma 96.
Appendice vermiforme normal du cæcum.

Après repas de bismuth, on peut voir l'appendice aux rayons X, une fois environ sur six. Dans la figure ci-contre, on reconnaît sans difficulté l'organe rempli de liquide opaque. Pour le cas actuel, l'appendice est assez long et sinueux.

Le côlon transverse est bien dessiné.

II

LE PALPER ABDOMINAL

Remarques pour la figure 97.

La figure schématique ci-contre donne une impression assez exacte des conditions habituelles dans lesquelles se trouvent les viscères logés dans la région sus-ombilicale de l'abdomen.

A l'état normal, la plus grande partie du lobe droit et l'extrême limite du lobe gauche du foie sont cachées sous le gril costal : la palpation en est fort difficile.

Seule, la partie moyenne, de chaque côté du ligament suspenseur, est recouverte, dans la région épigastrique, par la paroi abdominale antérieure : la palpation de cette portion de la glande hépatique est donc assez aisée.

Le médecin devra, en outre, tenir compte des oscillations imposées au foie, à l'estomac et à la rate par les mouvements respiratoires, pendant les contractions du diaphragme ; l'inspiration profonde les abaisse et les rapproche, ainsi, de la main appliquée à la surface des parois abdominales relâchées.

L'estomac apparaît avec sa forme schématique, fort différente de celle révélée par la radioscopie (v. fig. 90, p. 220).

Le gros intestin occupe les fosses iliaques, les flancs et l'épigastre. Sur le vivant, sa forme et sa topographie sont beaucoup plus variables. L'intestin grêle n'est pas figuré.

TOPOGRAPHIE DU FOIE, DE L'ESTOMAC, DU GROS INTESTIN, DE LA RATE ET DES REINS

97. — Schéma du foie, de la rate, du gros intestin et de l'estomac, vus par leur face antérieure.

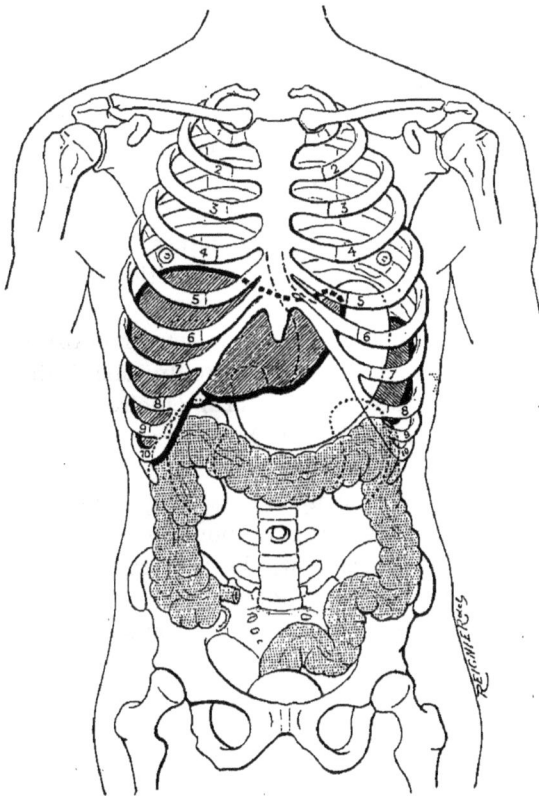

Remarques pour la figure 98.

Le lobe droit du foie est vu par sa face postérieure.

Il est presque complètement caché sous les dernières côtes droites : la palpation en est donc à peu près impossible, par derrière.

Seule, la percussion, pratiquée à la base de l'hémithorax droit, peut fournir quelques indications sur le volume et la forme de cette portion de la glande hépatique.

Les connexions de la glande surrénale droite et du rein droit avec la face inférieure du lobe droit du foie doivent être présentes à la mémoire du médecin, toutes les fois qu'il aura à étudier un état pathologique de l'un de ces trois organes.

Les deux reins occupent, de chaque côté, la partie supéro-interne de la région lombaire.

Les côlons descendent, de part et d'autre, verticalement dans la profondeur.

A gauche, les contours de l'estomac sont faciles à repérer.

TOPOGRAPHIE DU FOIE, DE L'ESTOMAC, DE LA RATE ET DES REINS

98. — Schéma du foie, de la rate et des reins, vus par leur face postérieure.

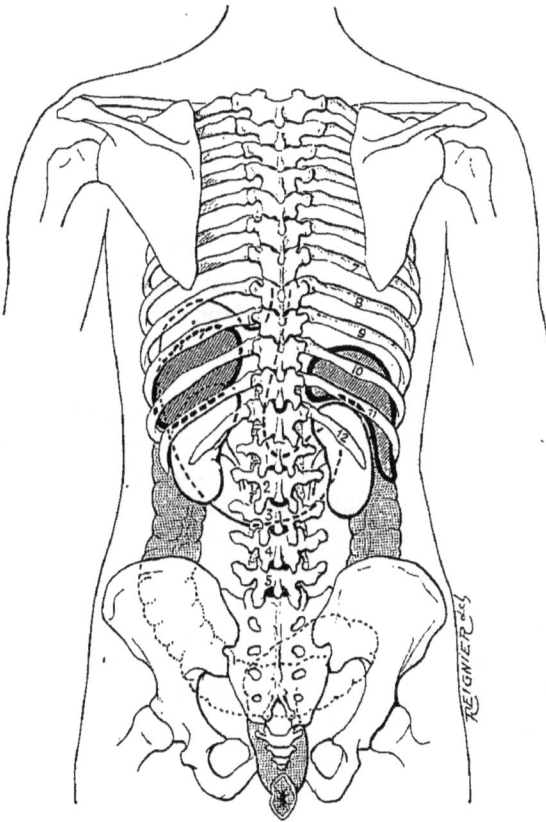

Remarques générales pour la Palpation de l'abdomen.

(Fig. 100, 101, 102, 103, 104 et 105.)

———

Toutes les fois qu'on doit palper une région quelconque de l'abdomen par l'intermédiaire de la paroi abdominale antérieure, il faut, tout d'abord, placer le malade dans la position « de choix ».

En règle générale, il est bon de commencer par le « décubitus dorsal » complet : coucher le tronc à plat, dans la résolution parfaite des masses musculaires, non seulement des parois abdominales, mais de *tout le corps :* thorax, rachis, membres supérieurs et inférieurs, tête et cou. Il est, le plus souvent, utile de mettre les cuisses du patient à demi fléchies, voire en abduction; au besoin, on les cale, à l'aide de deux oreillers pliés. Habituer le sujet à respirer à fond, avec lenteur, en relâchant, le mieux possible, les masses musculaires constituant la sangle abdominale (trop souvent, le malade expire, en faisant un effort musculaire énergique). Il y a, là, toute une éducation à entreprendre, qui demande de la patience, de la part de l'observateur et, pour le malade, de la bonne volonté.

Après l'examen de l'abdomen dans le décubitus

dorsal, il est souvent utile d'avoir recours au décubitus dorso-latéral droit, puis gauche, et même au décubitus latéral complet. Les mêmes remarques s'adressent à ces diverses positions du corps, au cours desquelles l'attitude des membres inférieurs se modifiera nécessairement. L'important est d'obtenir une résolution musculaire parfaite et générale.

Quelle que soit la position dans laquelle il devra se tenir pour son examen, le médecin se contraindra à éviter, toujours, de pratiquer une palpation brusque, souvent douloureuse. Il ne faut jamais appuyer, du premier coup, fortement sur un point quelconque de la paroi abdominale. La main ne doit déprimer les tissus que d'une manière légère, d'abord, et ne s'enfoncer que de la façon la plus prudente, en déprimant peu à peu les parties molles amenées à céder, plus ou moins vite, sous la poussée des doigts.

Palpez, toujours avec la plus grande douceur.

Remarques pour la figure 99.

Une palpation méthodique exige, tout d'abord, la résolution parfaite des muscles du tronc, de la tête et des quatre membres du sujet. Dans quelques cas exceptionnels, on doit même recourir à l'anesthésie générale du patient.

Voici la bonne attitude : le bassin est à plat sur le lit ; les régions scapulaires reposent sur un oreiller dur qui les soulève quelque peu, en même temps que le cou et la nuque ; la tête est bien appuyée ; les membres supérieurs sont dans un relâchement complet. Les cuisses, à demi fléchies, peuvent, au besoin, être soutenues par un ou deux oreillers qui maintiennent en place les creux poplités ; les jambes forment un angle droit avec les cuisses ; les pieds s'appuient, de leur simple poids, sur un coussin qui les place à angle droit par rapport aux jambes. Le sujet respire doucement, sans efforts.

99. — Attitude du corps la plus favorable pour la palpation de l'abdomen.

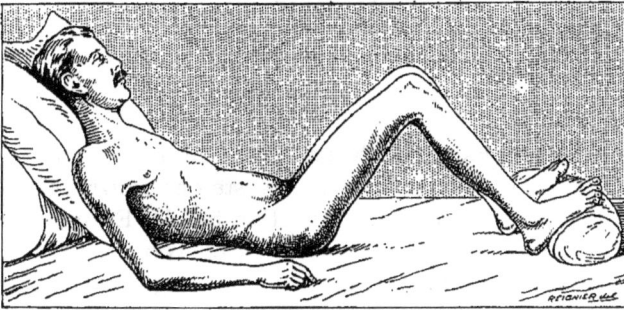

Le sujet est couché, dans le décubitus dorsal ; la tête, le cou, les épaules, le dos, bien appuyés, sont en complète résolution musculaire ; le bassin repose à plat sur le pian du lit ; les cuisses et les jambes, à demi fléchies, sont dans le relâchement le plus complet. Les pieds, légèrement relevés, appuyent sur un coussinet.

Remarques à propos des trois schémas de « la main qui palpe ».

Dans les trois schémas ci-contre, nous avons voulu montrer, en particulier, le geste des DOIGTS, qui vont à la recherche d'une sensation tactile. En parcourant le texte des figures suivantes, on verra combien l'attitude de la main (paume) et du poignet a un intérêt considérable. La *mise à plat de la main entière et du poignet sur la paroi abdominale* est capitale, dans le plus grand nombre de cas.

100. — Trois schémas de la « main qui palpe ».

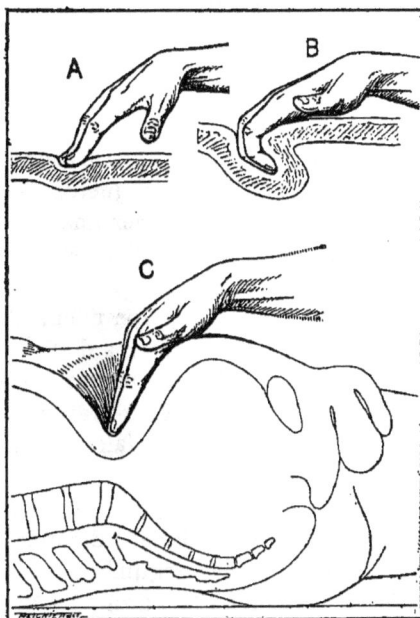

A. *Palper léger, simple effleurement, à l'aide de la pulpe digitale.*

B. *Les doigts, fortement appliqués sur la paroi abdominale, la dépriment en « accrochant » les parties sous-jacentes.*

C. *La main scrute « à fond » la cavité abdominale, de toute la force, dont les doigts, à demi fléchis, peuvent disposer.*

Remarques pour les figures 101 à 105.

Les procédés utilisés pour la palpation de l'abdomen sont multiples. Nous en indiquerons cinq, les plus usuels. Ils suffiront pour donner une impression générale des règles qui doivent guider l'étudiant dans cette technique.

En général, le médecin palpe mieux l'abdomen s'il est assis que debout : il a moins d'effort à faire pour se pencher en avant, attitude nécessaire, et ses avant-bras conservent une souplesse d'autant plus grande qu'ils sont moins perpendiculaires à la surface de l'abdomen.

Toutes les fois qu'elle le peut, la main qui palpe a grand avantage à s'appliquer, d'emblée, entière, à plat, sur la surface des téguments : elle déprimera d'autant plus aisément la paroi ; les masses musculaires, prises largement sous la paume de la main et sous les doigts (en extension) qui lui font suite, se défendent moins ; elles cèdent plus vite à la pression, mesurée et douce, qui va être exercée sur elles.

101. — Palpation de l'abdomen (1ᵉʳ procédé).

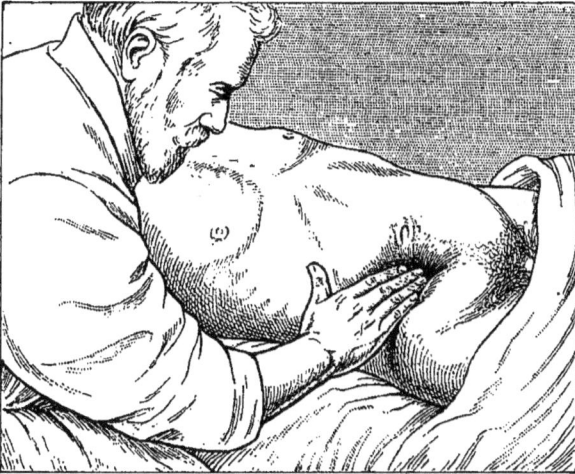

Le tronc du malade est étendu, à plat, sur le plan du lit.

Le médecin, assis à droite, déprime avec douceur, de sa main droite, la paroi abdominale antérieure ; le pouce est libre et n'interviendra pas ; les quatre autres doigts, réunis, se fléchissent peu à peu, puis, alternativement, se redressent, pour enfoncer davantage, à chaque coup, dans la profondeur, leurs phalangines et leurs phalangettes (examen de la fosse iliaque, recherche de l'appendice vermiforme, etc.).

Remarque pour la figure 102.

La palpation bi-manuelle (moins pénétrante, peut-être, pour l'étude des détails) a l'avantage de fournir à l'observateur des indications d'ensemble et des points de comparaison immédiate, qu'il est bon de toujours chercher, au début ou à la fin d'un examen ; en outre, elle vainc, d'une façon plus sûre, la résistance, quelquefois si opiniâtre, des muscles de la paroi abdominale antérieure.

Qu'il se soit placé à droite (comme fig. 102) ou à gauche du tronc, le médecin, assis ou debout, est obligé de se pencher en avant, de façon à mettre ses avant-bras presque parallèles à la surface de la paroi abdominale ; ils ont soin, toutefois, de ne jamais la comprimer.

Chacune de ses mains peut presser sur la paroi, soit en même temps que l'autre, soit à tour de rôle et d'une façon plus ou moins pénétrante.

Ce procédé de palpation est fréquemment utilisé pour l'examen de l'intestin grêle.

102. — Palpation de l'abdomen (2ᵉ procédé).

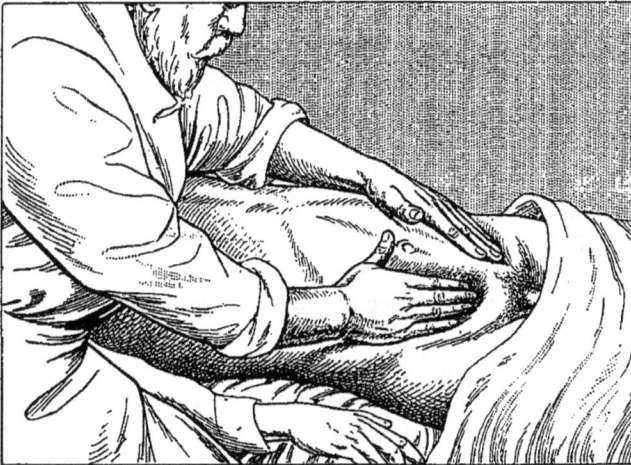

Le malade est dans le décubitus dorsal complet.

Le médecin dirige ses mains du côté du pubis ; elles s'écartent l'une de l'autre, tout en demeurant à peu près parallèles à l'axe du corps. Elles sont bien à plat et restent toujours au contact des parties molles.

Pour chacune, l'enquête se poursuit, en procédant à l'aide des mêmes gestes que dans la figure 101.

Remarque pour la figure 103.

Pour palper l'abdomen, à l'aide des deux mains, et les doigts dirigés vers les côtes, l'observateur est moins à l'aise que dans la figure précédente. Il se trouve astreint à une torsion du tronc souvent fort incommode, s'il veut appliquer ses deux mains bien à plat et, grâce à elles, déprimer comme il faut tous les muscles. En particulier, les deux grands droits de l'abdomen sont souvent rigides, par une sorte de contracture réflexe, à laquelle nombre de personnes ne savent pas se soustraire, dès qu'une main appuie sur leur ventre, même sain ; à plus forte raison en advient-il de même, si l'abdomen est douloureux.

Il faut, néanmoins, savoir recourir à toutes ces différentes positions des mains, dans le cas d'un diagnostic difficile ; car c'est, parfois, l'une d'elles qui, seule, permettra de découvrir le foyer pathologique.

Ce mode de palpation est très souvent employé pour l'étude des modifications présentées par les côlons.

103. — Palpation de l'abdomen (3ᵉ procédé).

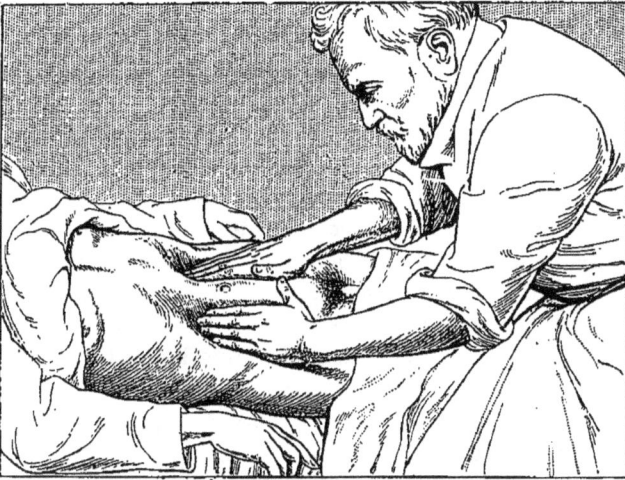

Le malade est dans le décubitus dorsal complet.

Le médecin, assis sur le bord du lit, à droite ou à gauche du malade, a dirigé ses mains vers la cage thoracique.

Comme dans tous les cas précédents, les quatre derniers doigts, rapprochés les uns des autres, servent en commun ; seul, le pouce est libre.

Mêmes gestes et mêmes précautions que pour les figures 101 et 102.

Remarque pour la figure 104.

La technique aborde, ici, les enquêtes en profondeur. L'observateur est amené à poursuivre ses investigations aussi loin que ses mains le lui permettront, à travers les plans cutané et musculaire qui doublent le feuillet pariétal antérieur de la séreuse péritonéale.

L'effort des mains sera énergique, certes, mais progressif ; il ne sera jamais brutal. Il faut amener, par des manœuvres de douceur, les muscles de l'abdomen à se laisser assouplir, d'abord, vaincre ensuite. Les masses latérales sont plus faciles à déprimer à fond que les deux grands droits antérieurs. Ces derniers, cependant, bien traités et assez longtemps, finissent, le plus souvent, par céder, à leur tour. La décompression de la paroi doit être, elle aussi, progressive : dans aucun cas elle ne sera brusquée.

Cette méthode de palpation profonde sert journellement, par exemple, pour l'étude du côlon iliaque.

104. — Palpation de l'abdomen (4ᵉ procédé).

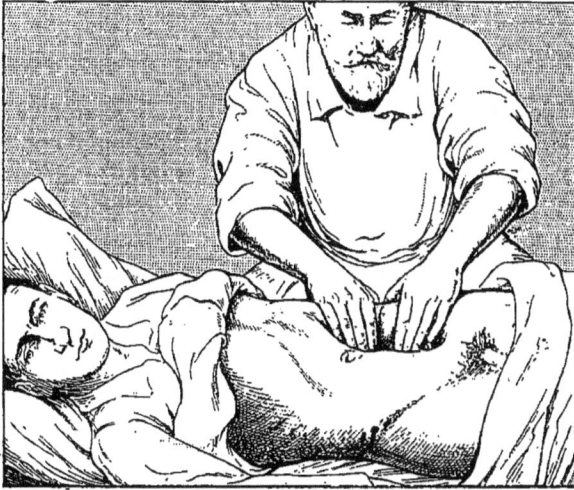

Le tronc du malade est bien à plat, dans la plus com-plète résolution.

Le médecin, placé à gauche, palpe en profondeur. Ses deux mains, rapprochées, bien appliquées sur les par-ties molles, comme dans les figures précédentes, enfon-cent, chacune, leurs quatre derniers doigts, accolés sans raideur ; elles gagnent peu à peu le fond de la fosse iliaque.

Mêmes remarques que pour les figures 101, 102 et 103.

Remarques pour la figure 105.

Dans cette technique, le palper, bien qu'employant les deux mains, n'est pas « bi-manuel » à la façon des figures 102, 103 et 104. C'est, en somme, le procédé de palpation d'une seule main (fig. 101), mais dont la force de pénétration serait accrue par un artifice, par un *poids* surajouté, qui lui permettrait de pénétrer plus avant.

Pour ce geste, en effet, la main supérieure ne sent rien, elle ne palpe point : elle ne fait qu'appuyer d'une manière progressive sur l'autre main, qu'elle recouvre.

Il est bon de placer cette « main de renfort » aussi parallèle que possible à la main exploratrice. Avoir soin, d'ailleurs, de ne pas presser au delà des articulations phalangino-phalangettiennes, afin de laisser à la pulpe digitale toute la liberté d'action dont elle peut avoir besoin, dans la profondeur.

105. — Palpation de l'abdomen (5ᵉ procédé).

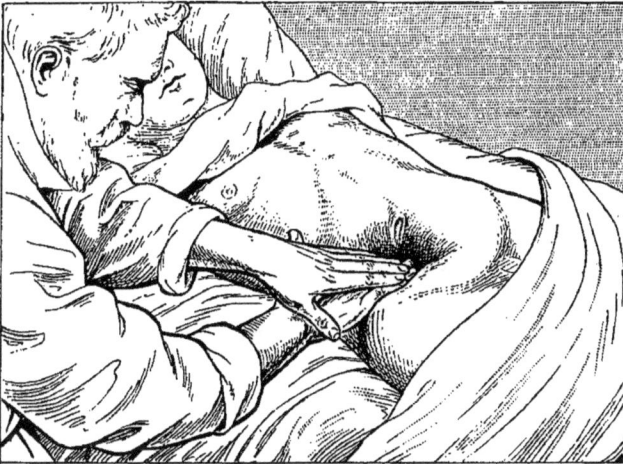

Le malade est à plat, en complète résolution musculaire.

Le médecin, placé du côté qu'il veut explorer à fond, a dirigé vers le pubis ses deux mains superposées. La main droite, en vérité, palpe seule ; la gauche, qui la recouvre à peu près exactement, ne sert qu'à renforcer le geste de la première.

Mêmes remarques que pour les figures 101 à 104.

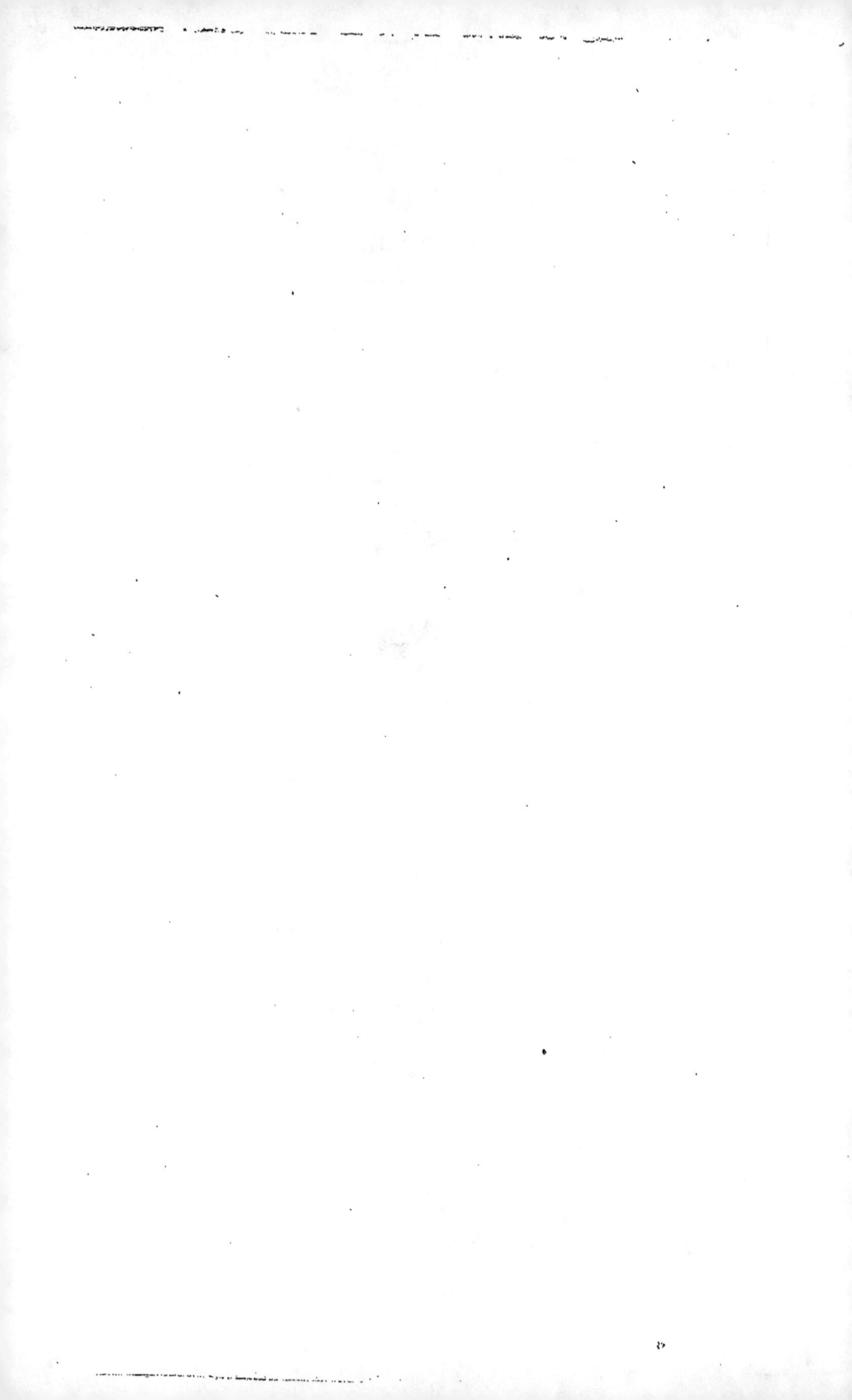

III

PERCUSSION DE L'ABDOMEN

Remarques générales sur la percussion de l'abdomen.

Les règles générales concernant la position respective des deux mains, pour la *percussion digitale*, ont été signalées, page 32 et suivantes, à propos de la percussion du poumon. Elles sont les mêmes, pour les viscères de l'abdomen (estomac, intestins, foie, rate) et pour les lésions de la séreuse péritonéale, qui recouvre ces organes, en les fixant.

La percussion, ici, doit être, tour à tour, *légère* d'abord, puis *profonde*, selon les besoins de l'exploration. Les organes massifs et les organes creux ont, chacun, selon les circonstances, leur tonalité, leur champ de fixité et leurs zones de variation. Autant de détails, que l'étudiant doit apprendre à bien chercher et à reconnaître.

Bien appliquer sur la surface de la paroi abdominale la main percutée, de façon à obtenir, à coup sûr, une note juste. Bien lancer les 1, 2 ou 3 doigts percuteurs, de façon à les faire tomber normalement sur les deux premières phalanges du médius percuté : assurer la « bascule » du poignet percuteur ; ne frapper jamais de façon à éveiller la moindre douleur ; telles sont les règles fondamentales ; elles ne souffrent aucune exception. (Voyez, pour les détails, pp. 257 à 261.)

106. — Percussion de l'abdomen.

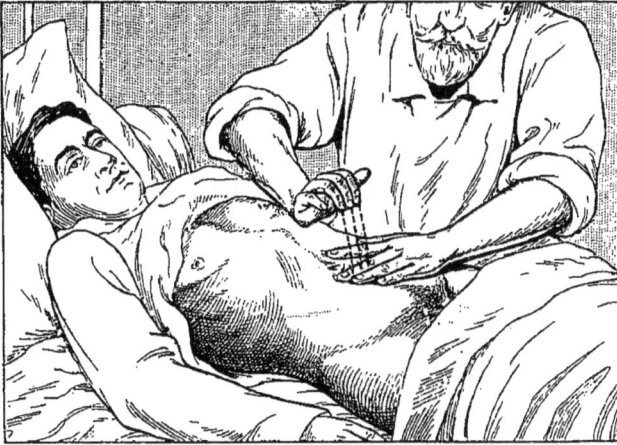

*Le malade est sur le dos, dans le relâchement muscu-
laire le plus complet possible.*

*Le médecin, placé à gauche (ou à droite), a
appliqué sa main gauche, bien à plat, sur les téguments
de la paroi abdominale antérieure. Sa main droite percute les deux premières phalanges du médius, de la
façon qui a été indiquée (p. 31 et 34) pour la percussion
légère et pour la profonde.*

Remarques pour la figure 107.

La *percussion pour la recherche du frémissement hydatique* demande à être pratiquée d'une façon spéciale ; faute de quoi, ce signe important, s'il est mal recherché, échappera presque à coup sûr.

La main percutée doit s'appliquer avec force sur la surface des tissus que l'on soupçonne recouvrir un kyste hydatique (abdomen, thorax, membres, rachis, crâne). Le médius à percuter appuie ferme sur le point qu'il faut frapper ; il n'en devra plus bouger, pendant toute l'opération.

Le médius percuteur (il est préférable de n'employer qu'un seul doigt frappeur) se place, à 20 centimètres environ, juste au-dessus du médius à percuter ; il est en demi-flexion et l'observateur doit viser exactement la phalangine du médius à percuter. Pour être bien sûr des chocs, brusques et répétés, qu'il va lui falloir donner, la main percutante a grand avantage à n'être pas perpendiculaire, mais bien plutôt parallèle à la main percutée.

Cela fait, une flexion brusque du poignet droit produit un coup fort, sec, saccadé, donné de haut, par la pulpe du médius droit, sur la face dorsale du médius gauche ; à peine le choc obtenu, le main droite entière reprend, au plus vite, sa position première, toute prête à lancer de nouveaux coups identiques, si la sensation d'un frémissement vibratoire caractéristique n'a pas été perçue, sur-le-champ, par la face palmaire de la main percutée. Même en cas de succès acquis dès le premier choc, il est bon de renouveler les coups saccadés, en « staccato », un certain nombre de fois, pour bien confirmer la sensation tactile, si particulière et souvent si fugitive, que l'on vient de percevoir.

107. — Recherche du frémissement hydatique.

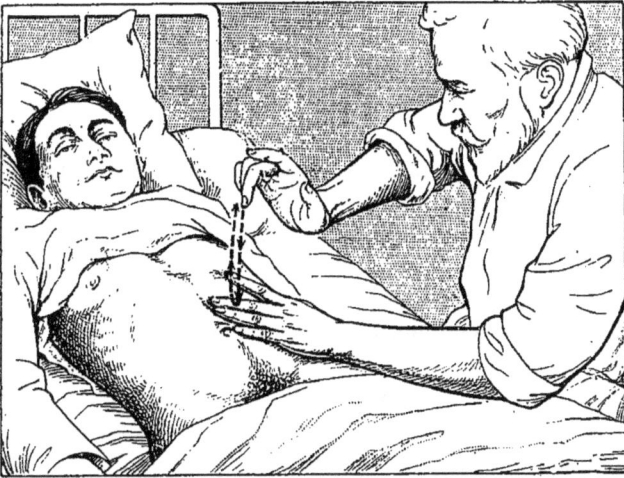

La région à percuter est mise dans le relâchement le plus complet.

Le médecin, placé en face du sujet ou du côté qu'il doit examiner, pose sa main gauche à plat ; en particulier, son médius est fortement appliqué sur la région suspecte ; sa main droite, redressée, à 20 centimètres au-dessus de la gauche, va frapper, à l'aide du médius à demi-fléchi, des coups secs, saccadés, réitérés autant qu'il faudra.

Remarques pour la figure 108.

La recherche de la sensation de « flot », au cours de l'ascite, est importante ; elle fournit un signe diagnostique de haute valeur, qui permet d'éliminer plusieurs autres affections.

Trois mains sont nécessaires, pour cette opération : les deux de l'observateur, et celle d'un aide. Par l'intermédiaire du liquide épanché dans la cavité péritonéale, un choc, une « pichenette » donnée d'un côté de l'abdomen, se transmet directement à la main appliquée sur la paroi, de l'autre côté du ventre. Le bord cubital de la main de l'aide déprime la paroi abdominale antérieure : elle empêche les tissus distendus d'amener à la main réceptrice du médecin leurs ondulations, nées de la chiquenaude.

La main réceptrice peut, à son tour, devenir main percutante, l'autre main se plaçant en position de main réceptrice

108. — Recherche du « flot » ascitique.

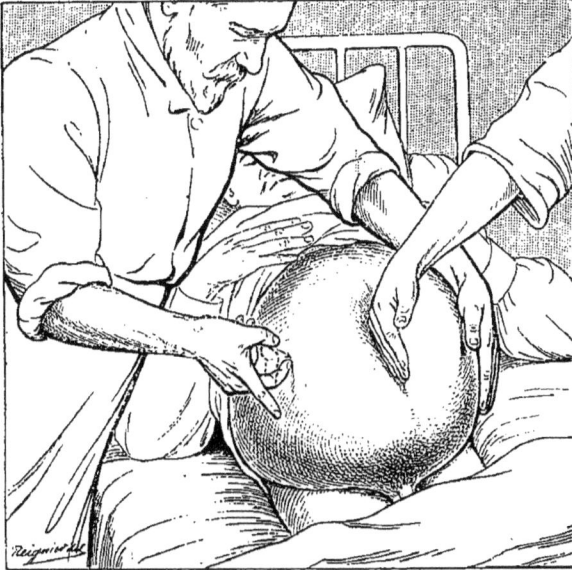

Le malade est couché sur le dos, l'abdomen nu, dans la résolution musculaire.

Le médecin applique sa main gauche, à plat, sur l'un des côtés du ventre distendu ; la main droite, libre, placée en face du point diamétralement opposé, va donner, sur les téguments, une série de petits coups secs, « chiquenaudes », qui seront transmises, par le liquide d'ascite, à la main gauche.

La main d'un aide, interposée, appuie, par son bord cubital, sur la ligne médiane de l'abdomen, pour « couper » les vibrations de la paroi.

IV

EXAMEN DE L'ESTOMAC

Remarques préliminaires sur l'examen
de l'estomac.

A l'état normal, l'estomac échappe en partie à l'inspection et à la palpation ordinaires, surtout quand le sujet en observation se tient debout : les contractions des muscles de la paroi abdominale gênent l'examen ; le sujet couché, l'étude de l'estomac est moins incommode.

Nous avons montré (fig. 90, 91 et 92, p. 220 à 224) combien la radioscopie et la radiographie de l'estomac apportent de ressources précieuses au médecin : la forme de l'estomac, ses dimensions réelles (que la simple percussion ne peut guère faire bien apprécier), sa situation (variable suivant la position du tronc), sa mobilité fournissent autant de documents, faciles à obtenir à travers l'écran. La palpation pratiquée sous l'écran augmente encore la sécurité de l'enquête et la complète d'une façon très précise.

Il ne faut, cependant, négliger ni la palpation, ni l'inspection ordinaires, au grand jour, non plus que la percussion de l'estomac : les sonorités, si différentes, de l'estomac, du gros intestin et du grêle ont, souvent, une grande importance. Enfin, l'auscultation médiate et la succussion peuvent être fort utiles.

Inspection de l'estomac.
Examen radiologique de l'estomac.

Voir *Généralités sur l'inspection du tube digestif*, *page* 215.

Voir, de même, les deux figures radiographiques de l'estomac normal : figure 90 (estomac debout) et figure 91 (estomac couché) avec les notes explicatives, de la page 220 à la page 224 inclusivement (y compris l'examen du duodénum).

Remarque pour la figure 109.

La palpation de l'estomac exige une douceur de main extrême. Chez un grand nombre d'individus, les deux grands droits de l'abdomen entrent en contraction énergique réflexe, sitôt que la peau de l'épigastre est à peine effleurée ; à plus forte raison, en est-il souvent de même au cours d'une gastropathie.

Ces deux « cordes musculaires » apportant un obstacle invincible à l'examen de l'estomac par le palper, le médecin doit s'efforcer d'en vaincre la résistance ; plusieurs essais, réitérés, aussi prolongés que méthodiques, amènent peu à peu l'accoutumance des muscles grands droits à se laisser déprimer.

Une grande patience est nécessaire de la part du médecin qui doit éduquer, pour ainsi parler, son malade et l'amener peu à peu à une résolution musculaire abdominale volontaire et complète.

109. — Palpation de l'estomac.

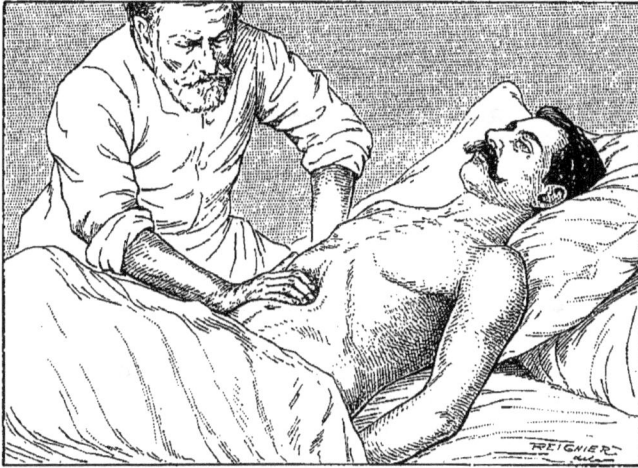

Le malade est couché, en résolution musculaire ; il est à plat ; ses bras sont allongés le long du corps, ses jambes fléchies sur les cuisses et ses cuisses fléchies sur le bassin ; le torse est nu.

Le médecin est à droite du malade ; sa main droite, à plat sur la paroi abdominale, s'efforce de vaincre, par la douceur, les muscles, qui se défendent ; ses phalangines et ses phalangettes, se contractant à petits coups, explorent les régions épigastrique, ombilicale et hyponchondriaque ; elles gagnent du terrain à chaque expiration, sans permettre aux muscles abdominaux de revenir à leur position physiologique, à chaque inspiration suivante.

Remarque pour la figure 110.

L'accumulation de liquides et de gaz dans la cavité gastrique constitue un signe important pour le diagnostic des affections chroniques de l'estomac.

Lorsque cet organe renferme une notable quantité de gaz et de liquides accumulés dans la poche qu'il dessine (souvent visible à l'œil nu) au-dessous de la paroi abdominale, la recherche du clapotement, du « flot », par la succussion, s'impose. Elle est facile.

PALPATION DE L'ESTOMAC

110. — Recherche de la succussion gastrique.

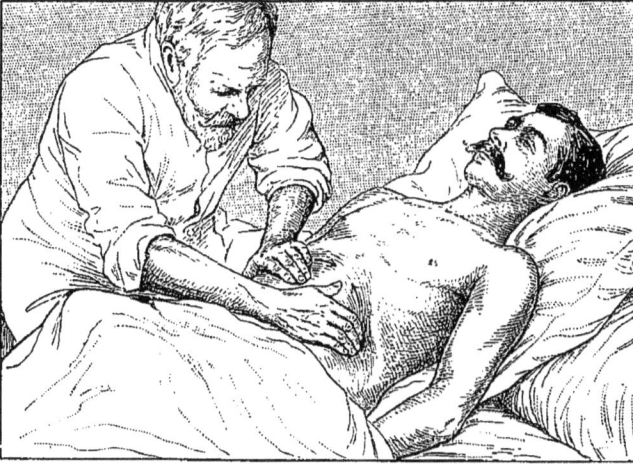

Le médecin est à droite du malade ; sa main droite, appliquée au-dessous de l'hypochondre gauche, embrasse la grosse tubérosité ; sa main gauche, appliquée, elle aussi, sur la paroi abdominale, déborde, à droite, la région pylorique ; les deux mains s'envoient, tour à tour, la masse abdominale ; l'estomac est secoué : gaz et liquides entrent en collision et produisent un clapotement, que le médecin perçoit, à la main et à l'oreille.

Toute l'étendue de la paroi abdominale dans laquelle ce bruit de flot est obtenu correspond, en général, aux dimensions de l'estomac.

V

EXAMEN DE L'INTESTIN

Remarques préliminaires sur l'examen de l'intestin.

Pour l'intestin, l'inspection simple, la palpation et la percussion peuvent fournir d'utiles données : la tuméfaction (météorisme), l'affaissement (ventre en bateau), la sonorité, les zones de matité, les modifications reconnues par le palper dans la structure d'une partie du tube intestinal jouent un rôle quelquefois décisif pour le diagnostic d'un état pathologique. A cet égard, la palpation la plus fine est d'un grand secours ; elle doit être pratiquée avec une réelle virtuosité que, seule, une longue expérience permettra d'acquérir.

Depuis les rayons X et depuis l'emploi des repas bismuthés et des lavements également opaques, le diagnostic de l'état du tube intestinal a fait des progrès à proprement parler fabuleux : les déformations, congénitales ou acquises, du gros intestin, les soudures péritonéales, les ectopies, les prolapsus, aussi bien que les sténoses et les dilatations font, désormais, partie du domaine de la clinique courante. Et ainsi, la palpation, jointe à la vue sous l'écran, a transformé la séméiologie intestinale.

Inspection radiologique de l'Intestin.

On a groupé en ordre, dans un paragraphe précédent (p. 223), les images radiographiques des différentes parties de l'intestin, depuis le duodénum (fig. 92, p. 224) et l'intestin grêle (fig. 93, p. 226), en passant par le cæcum, le côlon ascendant (fig. 94), le côlon transverse (fig. 94, 95), sans oublier le côlon descendant (fig. 94), ni même l'appendice vermiforme du gros intestin (fig. 96), ou le rectum (fig. 94, p. 228).

Il sera bon de consulter ces figures, y compris les schémas explicatifs qui leur correspondent (au verso). Les remarques nécessitées par chacun de ces tableaux les encadrent, si l'on peut dire, et réclament l'attention du lecteur.

111. — Palpation de l'intestin grêle.

La position de choix est le décubitus dorsal, avec demi-flexion des cuisses sur le bassin, pour obtenir un bon relâchement des muscles de la paroi abdominale antérieure.

Voy. les remarques de la page 247.

PALPATION DE L'INTESTIN GRÊLE

Fig. 111.

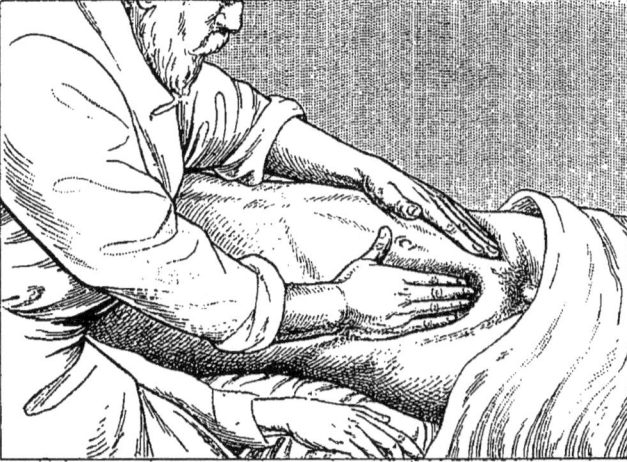

Les mains doivent demeurer à plat, au contact des parties molles qu'elles ne quitteront plus dans leurs déplacements, au cours de l'enquête.

La pression exercée sur l'intestin est légère, tout d'abord, et procède par petites poussées successives ; elle pourra s'accuser davantage, à mesure que la paroi abdominale antérieure se défendra de moins en moins.

112. — Palpation légère du cæcum et du côlon ascendant.

Le médecin, assis (plutôt que debout), à droite du sujet dont le tronc repose sans effort sur le plan du lit, déprime sans violence la paroi de la région iliaque droite. Les quatre derniers doigts s'infléchissent, puis se redressent, par petits coups successifs, pour pénétrer de plus en plus profondément. Maître alors de la résistance musculaire du sujet, l'observateur pourra fouiller la fosse iliaque, dans toute sa hauteur.

Voy. les remarques de la page 245.

PALPATION DU CÆCUM
ET DU COLON ASCENDANT

Fig. 112.

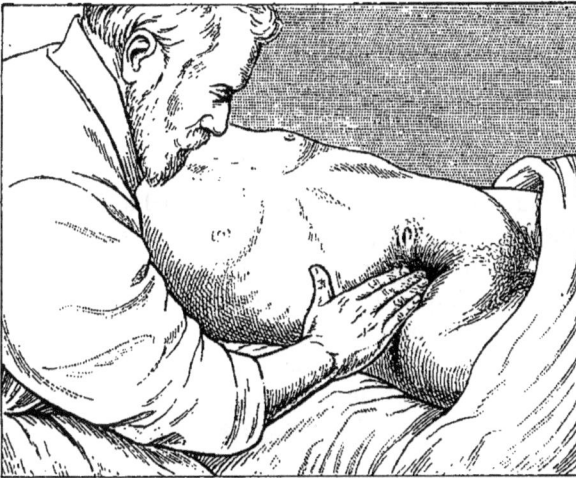

Une fois la paroi abdominale bien assouplie, la main peut remonter, de proche en proche, jusqu'au voisinage du rebord des fausses côtes et du bord inférieur du foie, tout le long du côlon ascendant.

113. — Palpation profonde de la fosse iliaque droite ; recherche du cæcum et de l'appendice.

La main exploratrice est renforcée par l'autre main appliquée à peu près parallèlement à elle et *sur* elle. Les deux mains, superposées de la sorte, explorent à fond la fosse iliaque, le cæcum et l'appendice, en remontant, au besoin, le long du côlon ascendant, ou, en descendant, vers l'excavation pelvienne, à la recherche de l'ovaire et de la trompe utérine droits.

Voy. les remarques de la page 253.

PALPATION PROFONDE DE LA FOSSE ILIAQUE RECHERCHE DU CÆCUM ET DE L'APPENDICE

Fig. 113.

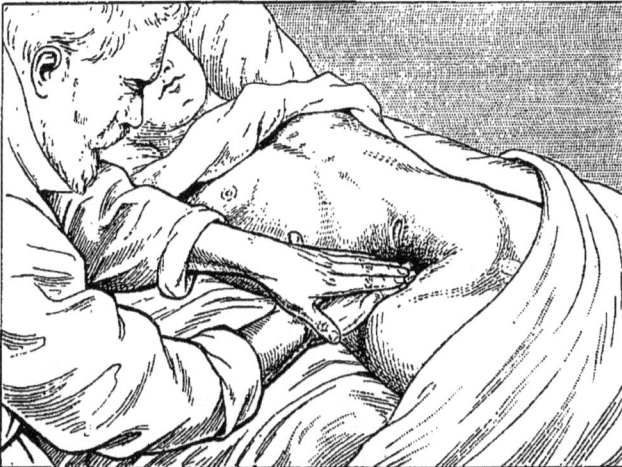

Dans ce geste puissant, victorieux de la défense mus-
culaire abdominale, la douceur est cependant toujours
obligatoire : il faut, à tout prix, éviter d'éveiller la
douleur.

114. — Palpation du côlon transverse.

Le médecin, ici, face au malade, s'est assis à droite (ou à gauche), sur le bord du lit.

Ses mains, à plat, comme toujours quand il s'agit de palpation abdominale, ont abordé la paroi de chaque côté de la bande des deux muscles grands droits de l'abdomen ; la pression exercée est modérée, elle s'efforcera de vaincre, par la douceur, la résistance réflexe des muscles droits.

En appuyant dans la profondeur, de haut en bas et de bas en haut, tour à tour, l'observateur parviendra à découvrir la portion transversale des côlons, dont le siège, la forme et la consistance sont, souvent, très différents, d'une observation à l'autre.

Voy. les remarques de la page 249.

PALPATION
DU COLON TRANSVERSE

Fig. 114.

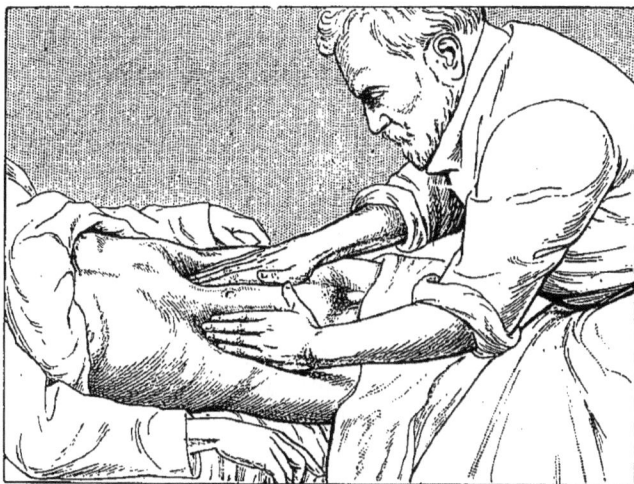

Comme pour toute palpation de l'abdomen, les mains doivent procéder d'une manière progressivement pénétrante. En y mettant beaucoup de patience, le médecin pourra arriver jusqu'à la colonne vertébrale lombaire et sentir, en particulier, les battements de l'aorte abdominale, sur la ligne médiane.

115. — Palpation du côlon descendant.

L'observateur, placé à gauche du sujet, enfonce une ou deux mains dans la profondeur de la fosse iliaque gauche et du détroit supérieur, à la recherche de la portion descendante du côlon.

Il faut s'armer de patience pour vaincre peu à peu toutes les résistances musculaires de la région.

Voy. les remarques de la page 251.

PALPATION
DU COLON DESCENDANT

Fig. 115.

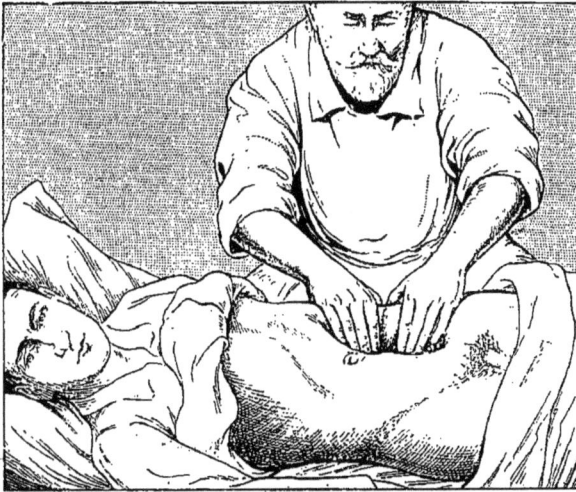

Ce procédé de palpation permet l'étude complète de la fosse iliaque gauche et de la région sous-rénale correspondante ; par en bas, il mène à l'excavation pelvienne.

VI

EXAMEN DU FOIE

Le foie.
Remarques préliminaires.

A l'état normal, le foie échappe presque en entier à l'examen ordinaire : seule, la portion de sa face anté-rieure qui oscille au creux épigastrique peut être appré-ciable à la vue et à la palpation ; tout le reste de la glande se cache dans les deux hypochondres ; la per-cussion de l'organe a grand'peine à l'y circonscrire.

Les rayons X mettent en valeur le bord supérieur des deux lobes de la glande hépatique et permettent d'en observer les oscillations, au cours des mouvements respiratoires. De plus, lorsqu'on a eu soin de faire ingurgiter au sujet en observation une potion de Rivière, la distension de l'estomac et d'une partie du duodénum (par le gaz acide carbonique) obtient l'image (en sombre) du bord inférieur du foie, qui contraste avec l'illumination de la poche gastrique. On peut, de cette façon, repérer la forme et le volume du foie.

1°. — INSPECTION DU FOIE

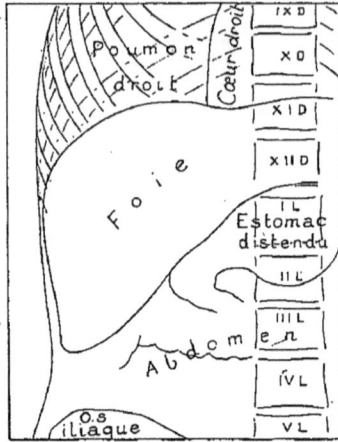

Schéma 116. — Foie normal, couché.

Remarque au sujet de l'examen radiologique du foie normal.

La figure radiographique qui montre, ci-contre, le foie normal est obtenue, le sujet couché, à plat sur la table opératoire, et après ingurgitation d'une potion de Rivière destinée à produire une sorte d'insufflation de l'estomac (par dégagement de gaz carbonique) ; cette technique rend apparent le bord inférieur du foie et permet de reconnaître et de topographier la région de la vésicule biliaire.

On remarquera la profondeur du sinus costo-diaphragmatique droit.

2°. — PALPATION DU FOIE

Remarques générales pour la palpation du foie.
(Fig. 117, 118, 119, 120 et 121.)

———

Pour palper le foie avec méthode, il est indispensable de placer le malade dans la position la plus favorable : le coucher, aussi à plat que possible, les cuisses à demi fléchies et écartées l'une de l'autre, sans effort ; l'habituer à respirer largement et avec lenteur, en relâchant le mieux qu'il pourra ses muscles, au cours de l'expiration ; obtenir de lui, enfin, la plus grande résolution de toutes ses masses musculaires, aussi bien du cou et des membres supérieurs, que du tronc, des masses sacro-lombaires et des cuisses. C'est une accoutumance à prendre ; elle se fait assez vite, quand le malade ne souffre pas trop.

Le médecin, de son côté, doit s'habituer à n'appuyer que d'une manière progressive et toujours très modérée, sur la paroi abdominale qu'il s'agit de déprimer d'une façon suffisante pour atteindre et explorer la surface du foie. Appliquer, par exemple, les quatre derniers doigts, bien à plat, sur les téguments, avec douceur et en commençant, au besoin, par le rebord costal ; glisser peu à peu la main vers la ligne médiane, sans la relever tout à fait, afin de ne rien perdre de ce qu'on a déjà obtenu en tant que résolution musculaire.

C'est surtout au cours de l'*expiration* que le médecin recueille les renseignements les plus précis sur l'état de la face antérieure (antéro-supérieure) et du bord inférieur du foie.

PALPATION DU FOIE

117. — Palpation du foie (1er procédé).

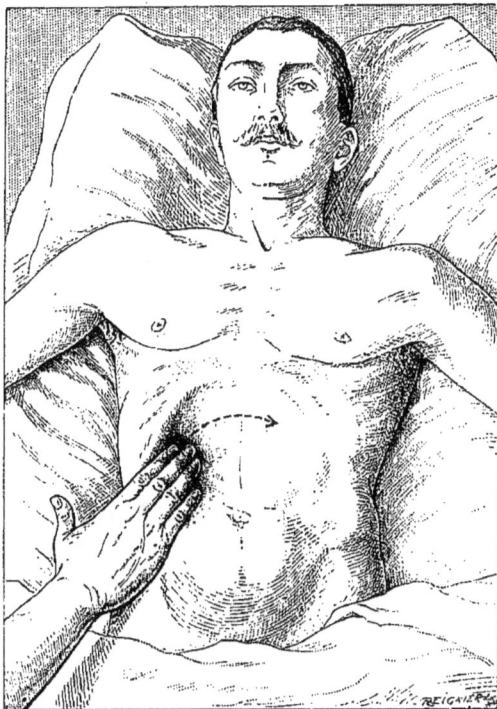

Le malade est dans le décubitus dorsal, en pleine résolution musculaire. Le médecin est à droite ; sa main droite, pouce libre, les autres doigts réunis, fléchit peu à peu, puis redresse, par petits coups, ses phalangines et phalangettes : elle déprime, ainsi, doucement la paroi

Remarque pour la figure 118.

Dans cette deuxième position pour palper le foie, le médecin s'efforce de rencontrer le bord inférieur de l'organe et d'explorer la plus grande surface possible de la face convexe du lobe droit, et même d'atteindre ce qu'il peut de la portion découverte du lobe gauche. Il lui arrivera souvent, dans ce geste, d' « accrocher » le bord inférieur de la glande et d'en reconnaître et la forme et la consistance anormales.

Les règles pour l'application de la main et le refoulement de la paroi abdominale sont les mêmes que lors du premier procédé de palpation (p. 291).

PALPATION DU FOIE

118. — Palpation du foie (2ᵉ procédé).

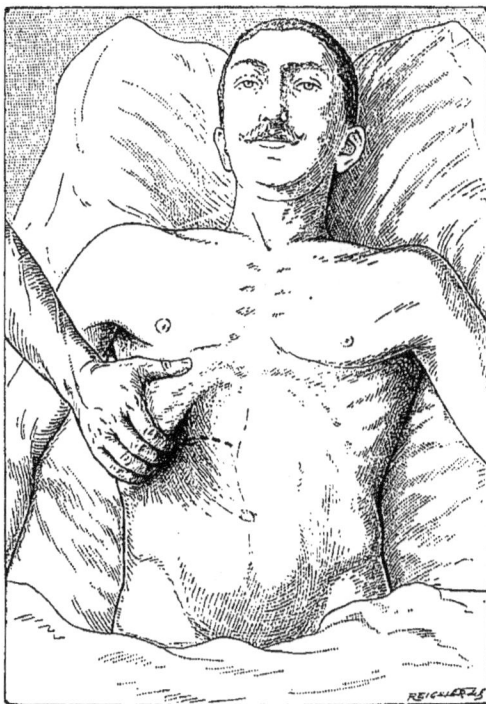

Le médecin est à droite du malade ; il applique sa main droite sur le thorax, en dehors du rebord des fausses côtes droites ; son pouce est libre, ses autres doigts, réunis, sont dirigés en bas ; ils gagneront, de proche en proche, le reste de l'hypochondre et le creux épigastrique.

Remarque pour la figure 119.

Le « procédé du pouce », introduit dans la Science médicale et perfectionné par le docteur Frantz Glénard, est à la fois élégant et sûr : il n'utilise pas les autres doigts de la main gauche, qui explore.

Les sensations tactiles sont d'autant plus précieuses qu'elles ont été plus précises et plus étendues. Voilà pourquoi, malgré ses avantages, le procédé de Glénard (qui vainc, à l'aide des deux mains, la résistance des parois abdominales) le cède souvent aux autres procédés utilisant la pulpe des quatre derniers doigts et même, au besoin, la paume entière de la main gauche exploratrice.

Pendant ce temps, la main droite doit refouler en haut la région sous-ombilicale et maintenir les masses intestinales subjacentes.

**119. — Palpation du foie (3e procédé).
Procédé du pouce.**

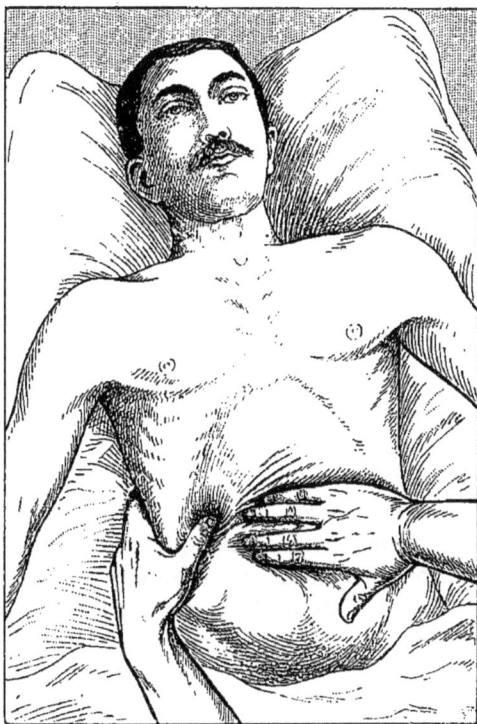

*Le médecin est à droite du malade ; il palpe le foie
par le procédé de Glénard ; pendant les mouvements
inspiratoires, le foie vient buter contre le pouce gauche
explorateur fortement maintenu en dedans et au-dessous des fausses côtes droites.*

Remarque pour la figure 120.
(palpation transversale).

Cette quatrième façon de palper le foie et la vésicule biliaire se pratique, non plus à droite, mais à gauche du malade. La main, tout entière et bien à plat, déprime transversalement la région épigastrique et se transporte, avec la plus grande douceur, par petits mouvements de « reptation », de gauche à droite, vers le rebord des fausses côtes droites.

Par ce procédé, on parvient quelquefois assez loin, au-dessous des cartilages costaux, à la surface du lobe droit de la glande hépatique.

La pression exercée sur la paroi abdominale par la main de l'observateur et, l'enquête une fois terminée, la décompression doivent toujours être pratiquées avec une sage lenteur. Pour tous ces gestes, qui risquent d'éveiller quelque douleur, la force ne doit jamais exclure la plus grande douceur.

120. — Palpation transversale du foie (4ᵉ procédé).

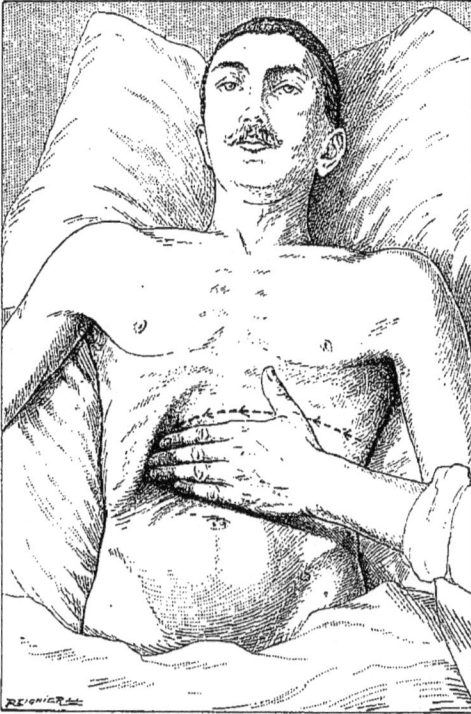

Le médecin est à gauche du malade ; sa main gauche, appliquée en travers, sur la région épigastrique, se met à ramper, de gauche à droite ; elle palpe, du bout des doigts, la face antérieure du foie ; elle recherche, de la même manière, l'état de la vésicule biliaire.

Remarque pour la figure 121.

———

Le cinquième procédé de palpation du foie est bimanuel. La meilleure position pour le médecin est à la droite du malade.

Les deux mains abordent le foie, sur deux points diamétralement opposés : son bord postérieur repose sur la main gauche, et sa face antérieure, avec le bord inférieur du lobe droit, va se mettre en contact avec la pulpe des doigts de la main droite. En déprimant peu à peu la paroi abdominale, tant antérieure que postérieure (ou lombaire), les mains arrivent à saisir la glande ; elles peuvent, chacune à son tour, se la renvoyer d'avant en arrière, puis d'arrière en avant, par une sorte de ballottement. On obtient, de la sorte, souvent, des renseignements précieux sur l'état pathologique de l'organe.

La palpation bi-manuelle du foie peut, encore, rechercher l'état de la glande au niveau des hypochondres et de l'épigastre. Et, pour ce faire, les deux mains sont verticales, doigts dirigés soit vers le thorax, soit, au contraire, vers le pubis.

En vérité, toute position de la main qui permet de bien sentir le foie, est une bonne position.

121. — Palpation bi-manuelle du foie
(5ᵉ procédé).

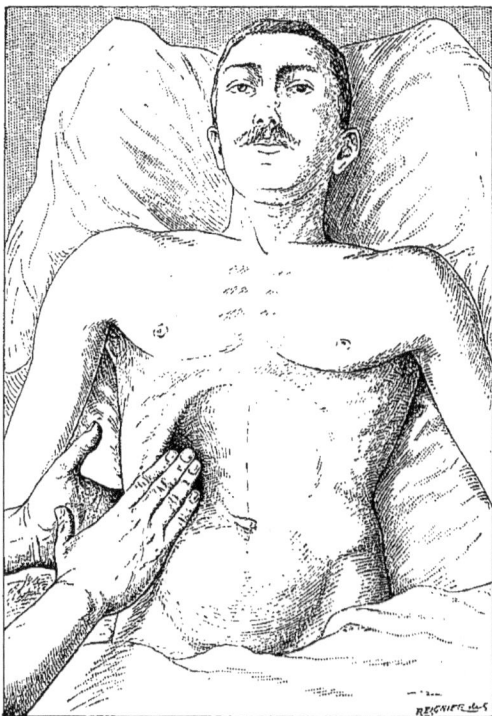

Le médecin est, ici, à droite du malade ; sa main gauche, pouce libre, doigts réunis, est appliquée transversalement, en arrière du flanc, contre la dernière côte droite ; sa main droite, en déprimant la paroi abdominale, accroche le foie et le palpe.

Le médecin appréciera ainsi le volume, la consistance, la forme et la mobilité : 1º, du lobe droit du foie, et, 2º, de la vésicule biliaire.

3°. — PERCUSSION DU FOIE

Remarques pour la percussion du foie.
(Fig. 122, 123, 124 et 125.)

La limite supérieure de la matité du foie est facile à obtenir, pour ce qui est de la partie de l'organe cachée dans l'hémithorax inférieur droit, mais presque impraticable pour l'hémithorax gauche, à cause de la matité du cœur et de la sonorité de l'estomac. La limite inférieure de la matité hépatique est, d'une façon presque inévitable, faussée par la sonorité tympanique des intestins et de l'estomac.

Pour obtenir la ligne supérieure (ou pulmonaire) de la matité du foie, la percussion doit être *profonde*, nette, vibrante ; elle se pratique, sur la face antérieure du thorax, de haut en bas, en suivant, tout d'abord, la ligne mamelonnaire droite. Le médius gauche percuté demeure parallèle aux espaces intercostaux, qu'il aborde successivement, de haut en bas. Les trois doigts intermédiaires de la main droite, réunis, percutent par coups secs et énergiques.

A l'état normal, la ligne de matité du foie correspond à l'insertion sternale du 5e cartilage costal droit, sur le bord droit du sternum.

(Voyez *Mensuration du cœur*, fig. 52 et 53.)

Il est facile de poursuivre la recherche de la matité supérieure du foie en passant, successivement, par la ligne axillaire droite, puis, en contournant la base du thorax, jusqu'au voisinage du rachis.

On établira ainsi une ligne de matité, à peu près horizontale qui, dans la région dorsale, surplombe, de 7 à 8 centimètres, la douzième côte droite.

PERCUSSION DU FOIE

122. — Recherche du bord supérieur de la matité hépatique.

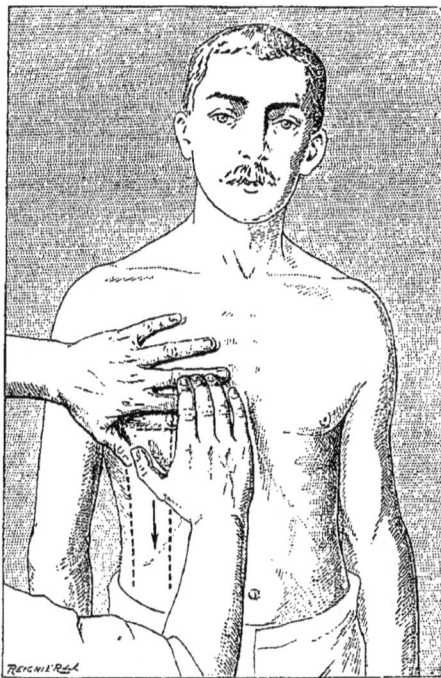

Le médecin est à droite du malade ; il percute le foie
sur la face antérieure de la paroi thoraco-abdominale ;
il recherche la limite supérieure, dite, en clinique, le
« bord supérieur » du foie.

Le médecin percute sur la ligne mamelonnaire droite,
à partir du 2ᵉ ou du 3ᵉ espace intercostal, et de haut en
bas.

Remarques pour la figure 123.

La recherche du bord inférieur du foie, au moyen de la percussion, est des plus aléatoires. A l'état sain, la sonorité de l'intestin absorbe une proportion quelquefois considérable de ce qui devrait être la matité inférieure du foie.

A l'état normal, la matité hépatique antérieure n'atteint qu'à peine le rebord des fausses côtes droites, auquel elle demeure parallèle. La zone de matité totale, mesurée sur la ligne mamelonnaire, ne dépasse guère 8 centimètres de hauteur, même quand le sujet n'est atteint ni d'emphysème pulmonaire, ni de météorisme intestinal.

Pour *percuter* « *en dédolant* », il faut glisser doucement la main « à percuter » sur les téguments, sans les quitter, pendant que le médius percuteur suit, en frappant à petits coups répétés et rapides, la progression ascendante, puis descendante du médius percuté.

PERCUSSION DU FOIE

123. — Percussion du bord inférieur du foie.

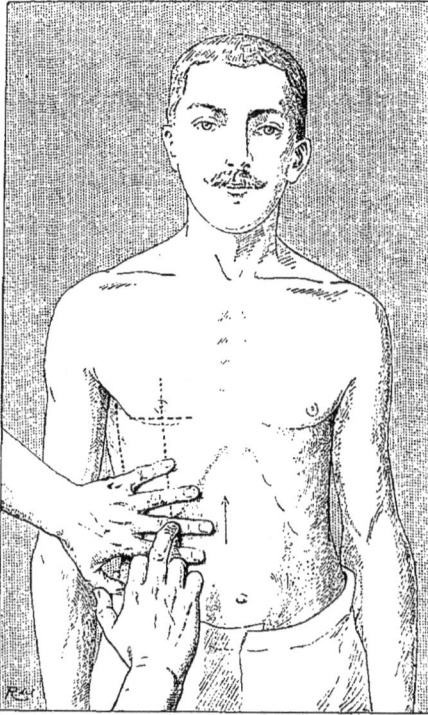

Le médecin est à droite du malade ; il recherche le bord inférieur du foie ; il percute sur la ligne mamelonnaire, de bas en haut (de l'abdomen, vers les fausses côtes droites), très légèrement, à l'aide du médius de la main droite, et en « dédolant ».

Remarque pour la figure 124.

La percussion du foie sur la ligne axillaire droite donne, en haut, une ligne à peu près horizontale qui rejoint, en avant, la ligne de matité « mamelonnaire », comme elle atteindra, en arrière, la limite supérieure de matité du bord postérieur de la glande.

Ici, encore, le choc doit être énergique (mais non douloureux pour le malade) et profond.

La ligne supérieure une fois obtenue, le médecin la trace au crayon dermographique. Il trouve avec peine la ligne inférieure, faussée, le plus souvent, par la sonorité du gros intestin.

PERCUSSION DU FOIE

124. — Percussion du foie, dans le flanc.

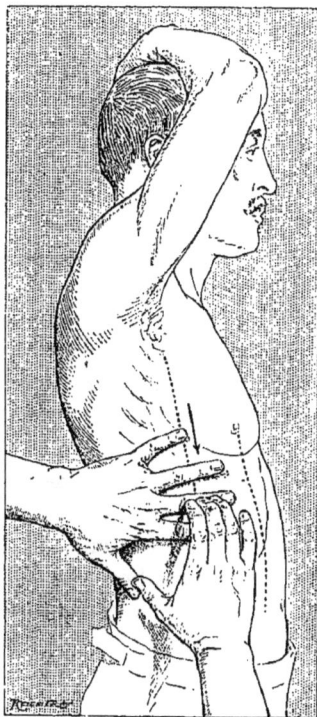

Le malade a levé le bras droit au-dessus de sa tête.

Le médecin est à droite du malade ; il percute le foie sur la ligne axillaire, de haut en bas ; sa main gauche, percutée, est perpendiculaire à l'axe du corps ; la percussion est forte.

Remarque pour la figure 125.

La percussion de la partie postérieure du foie (lobe droit) ne donne souvent lieu qu'à une submatité, à cause de l'épaisseur considérable du lobe inférieur du poumon droit, qui coiffe la convexité de l'organe. On obtient cependant une zone de matité, qui atteint environ 7 à 8 centimètres de haut, le long de la ligne passant par l'angle postérieur des côtes, et en comptant à partir de la dernière côte.

Le médecin trace la ligne supérieure de matité ; cette ligne transversale rejoint les autres lignes, axillaire et mamelonnaire. On obtient, de la sorte, une limite supérieure (à peu près horizontale) de la matité hépatique, dont l'importance est grande lorsque le foie est devenu pathologique.

125. — Percussion du foie, en arrière.

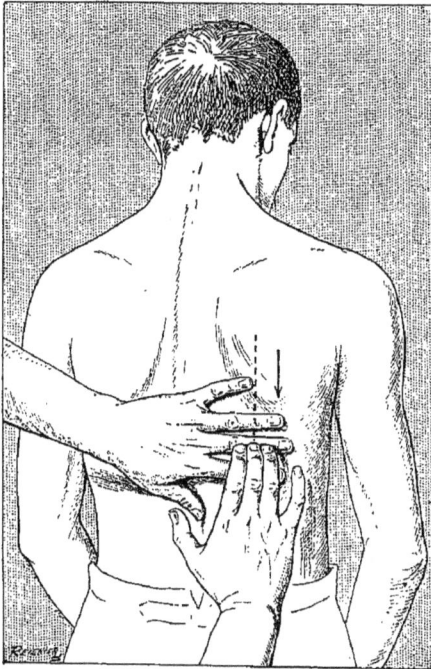

Le médecin est derrière le malade ; il explore le foie dans la région dorsale inférieure droite ; il percute de haut en bas, sur une ligne verticale passant par l'angle postérieur des côtes ; la percussion est profonde ; l'index, le médius et l'annulaire de la main droite sont réunis, pour percuter sur le médius de la main gauche bien appliqué à la paroi thoracique.

VII

EXAMEN DE LA RATE

Remarques sur la palpation de la rate
(fig. 126 et 127).

———

A l'état normal, la rate est, pour ainsi dire, inaccessible à la palpation.

Quand on veut l'étudier, à l'état pathologique, il faut obtenir, comme pour le foie, le relâchement le plus complet des muscles de la paroi abdominale antérieure.

Les mêmes précautions doivent être prises et la même attitude doit être demandée au malade par le médecin : décubitus dorsal, cuisses à demi relevées et à demi écartées, respiration lente et calme, profonde, sans grands efforts expiratoires, etc.

PALPATION DE LA RATE

126. — Palpation de la rate (1ʳᵉ position).

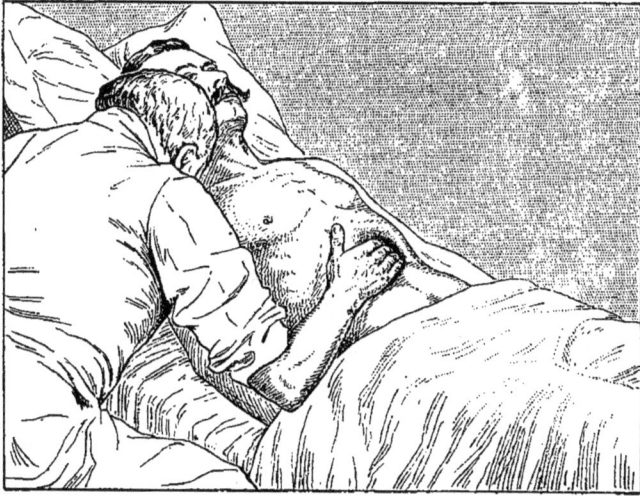

Le malade est couché, en résolution musculaire complète ; son torse est nu (le haut pourrait être recouvert).

Le médecin s'est placé à droite du malade : sa main
droite, appliquée sur la région épigastrique, se met à
ramper et atteint bientôt, du bout des doigts, le rebord des
fausses côtes gauches ; là, elle s'enfonce avec douceur
sous la paroi thoracique.

Le malade respire profondément.

A la fin de l'inspiration, l'extrémité inférieure de la
rate s'abaisse sous la poussée du diaphragme et, si la
glande est tuméfiée, elle vient buter contre les doigts.

Remarque pour la figure 127.

Dans cette seconde position, les deux mains, placées à gauche du malade, peuvent beaucoup mieux s'enfoncer sous la face interne des fausses côtes, atteindre l'extrémité inférieure et, parfois même, une notable partie de la face externe de la rate.

Dans la cirrhose hépatique et dans le paludisme, par exemple, la rate peut devenir très volumineuse; elle quitte, d'ordinaire, sa loge hypochondriaque, s'avance vers la région ombilicale et devient, ainsi, sous-jacente à la paroi abdominale.

La palpation devient, en ce cas, des plus faciles.

PALPATION DE LA RATE

127. — Palpation de la rate (2ᵉ position).

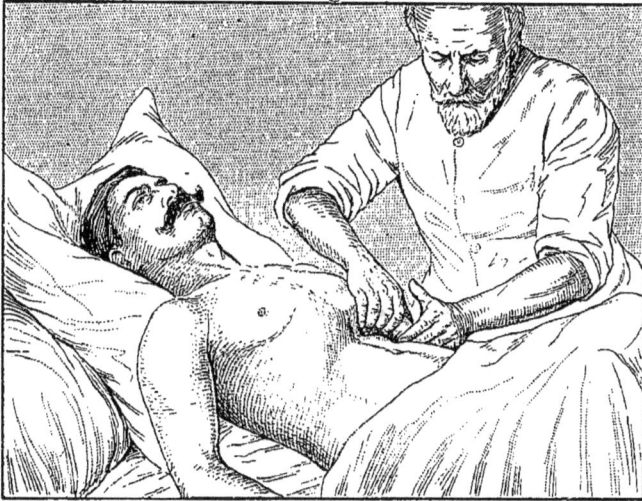

Le médecin est à gauche du malade ; ses mains sont appliquées sur le rebord des fausses côtes gauches ; les pouces sont libres ; les quatre derniers doigts de chaque main refoulent, peu à peu, les muscles de la paroi abdominale et pénètrent dans l'hypochondre gauche.

Les mouvements respiratoires sont amples, lents, réguliers.

Le médecin sent passer sous ses doigts, pendant l'inspiration, la partie inférieure de la rate, quand l'organe est tuméfié.

Remarque pour la figure 128.

————

Pour percuter la rate, le médecin étant à droite du malade, la main percutée est dans une position commode, à condition de demeurer perpendiculaire à l'axe de chacune des deux lignes suivant lesquelles on recherche la matité de l'organe.

Le médecin percute de haut en bas, de la sonorité du thorax vers la sonorité épigastrique ; son médius percuté est perpendiculaire à l'axe du tronc. La percussion est massive, profonde.

Il est avantageux de faire tourner le tronc du sujet en un léger décubitus dorso-latéral droit.

A l'état sain, les multiples sonorités de l'estomac, des intestins et du poumon absorbent la matité splénique et en empêchent la délimitation au moyen de la percussion.

PERCUSSION DE LA RATE

128. — Percussion de la rate (1re position).

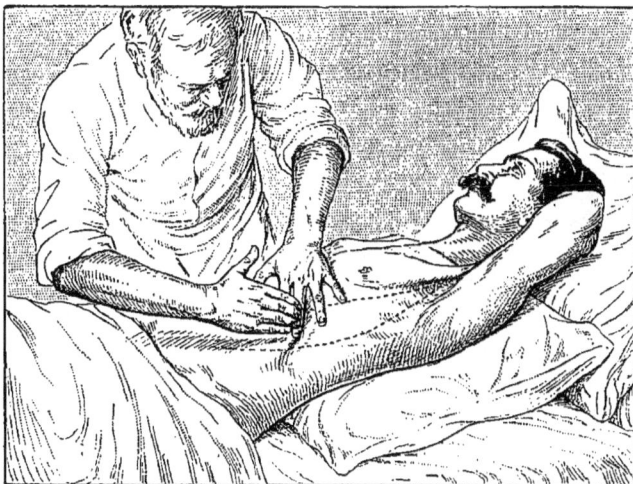

Le malade lève le bras gauche au-dessous de sa tête.

Le médecin est à droite du malade ; il percute, de préférence, suivant deux lignes qui s'étendent, l'une, du creux de l'aisselle à la partie moyenne du pli inguinal ; l'autre, du creux de l'aisselle à l'épine iliaque antéro-supérieure.

La matité de la rate est perceptible entre ces deux lignes, le long de l'hypochondre gauche, et non pas dans la région dorsale inférieure, comme semble l'indiquer le schéma de la page 235 (fig. 97).

Remarque pour la figure 129.

Dans cette seconde position, le bras droit de l'opérateur est souvent gêné par le bras du malade soulevé verticalement. Il est toujours utile de placer le tronc du sujet en décubitus dorso-latéral droit, de façon à faire bomber la région antéro-latérale gauche de la paroi thoracique.

La rate étant augmentée de volume, la matité splénique se trouve, le plus souvent, circonscrite entre les deux lignes, l'une verticale, l'autre oblique, tracées, du fond du creux de l'aisselle, vers l'aine et vers l'épine iliaque antérieure.

129. — Percussion de la rate (2ᵉ position).

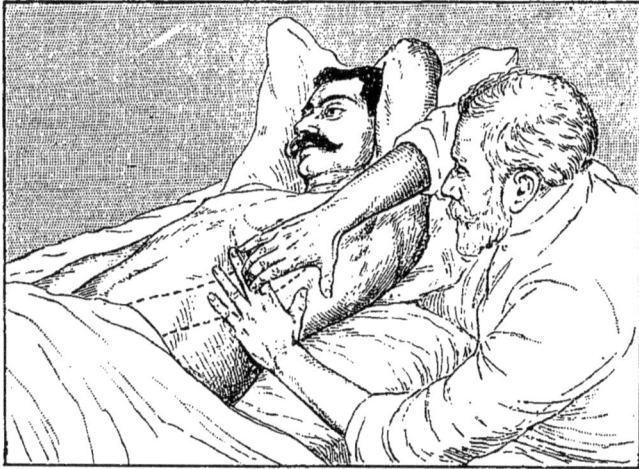

Le malade lève le bras gauche au-dessus de sa tête.

Ici, le médecin est à gauche du malade ; il percute, à fond, de haut en bas (du poumon vers l'abdomen), suivant les deux lignes axillo-inguinale et axillo-iliaque.

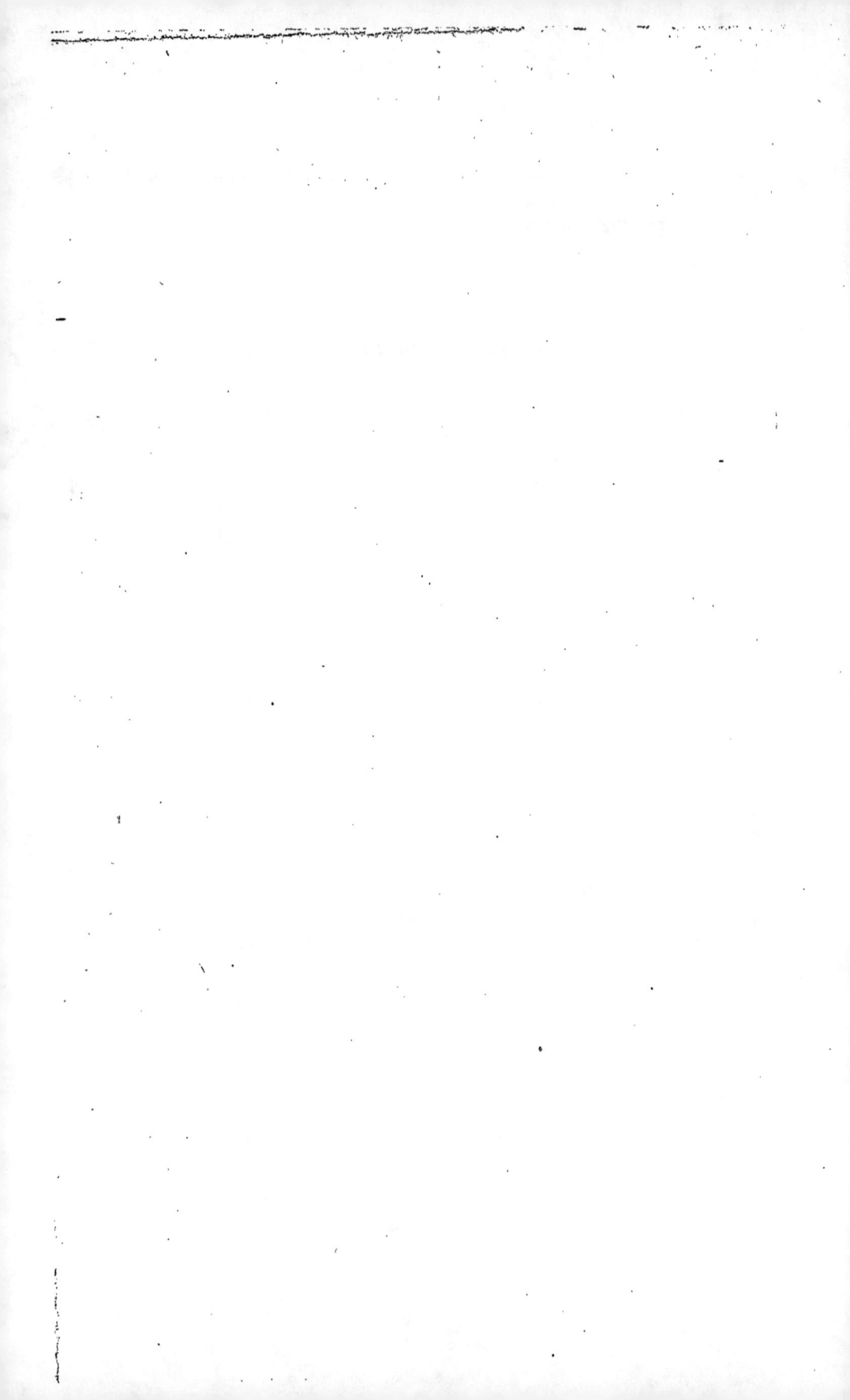

APPAREIL URINAIRE

LE REIN

Remarques préliminaires sur l'examen du rein.

Jusqu'à ces temps derniers, le rein normal et bien en place échappait à la vue. Seule, la palpation permettait d'en apprécier à peu près le volume, la forme et la mobilité. Toutefois, l'estomac (pour le rein gauche) et le foie (pour le rein droit) apportaient une gêne très grande pour l'appréciation des signes rénaux.

Or, voici que la méthode de Carelli (injection profonde de gaz non nocif dans l'atmosphère péri-rénale) réalise un dispositif ingénieux qui permet d'isoler merveilleusement le rein, dans sa loge, sans le léser. L'inspection radiologique du rein devient facile ; elle ouvre un chapitre nouveau dans la séméiologie rénale.

1°. — INSPECTION DU REIN

Examen radiologique du rein.

Remarque à propos de l'image radiographique du rein normal.

Flottant et comme isolé, au milieu des autres viscères circonvoisins, par le gaz qui le baigne de toutes parts, le rein apparaît en noir au milieu d'une atmosphère lumineuse. Sa forme, son volume, sa direction même sont d'une appréciation des plus faciles.

La palpation sous l'écran, à l'aide de l'une ou des deux mains, permet une étude plus assurée de l'organe dont la mobilité peut être mesurée de la façon la plus précise.

Ce procédé nouveau d'étude radiologique des viscères abdominaux est appelé à rendre les plus signalés services. Pour ne parler que de la glande surrénale, on la voit, ici, se détacher (en noir sombre) sur le ton gris foncé du sommet du rein qu'elle coiffe en partie.

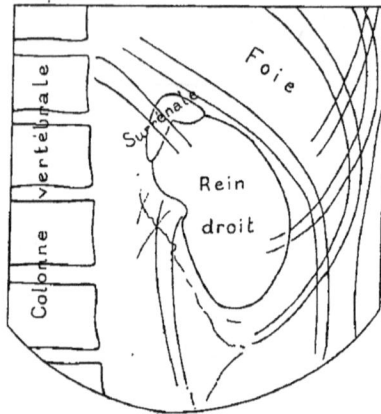

Schéma 130.
Rein droit normal.

Remarque à propos de la figure radiographique du rein normal.

Grâce à une injection de gaz dans la loge péri-rénale (procédé Carelli), l'ombre du rein et celle de la glande surrénale (en haut et en dedans) sont nettement visibles.

2°. — PALPATION DU REIN

Remarques pour les figures 131 et 132.

———

La palpation des deux reins est une manœuvre de clinique *médicale* qui doit figurer dans l'examen de tout malade.

On peut palper le rein du côté correspondant à celui où l'on se trouve auprès du sujet (fig. 131). La palpation, bi-manuelle, est peut-être plus facile quand le médecin aborde le rein du côté opposé à celui qu'il occupe, au cours de son examen. La figure 132 montre la technique à suivre dans ce cas. Il est indispensable de changer de côté, pour l'autre rein.

Après avoir palpé le rein et reconnu son volume, sa forme, sa position, le médecin recherche ensuite le ballottement rénal ; sa main antérieure imprime quelques secousses. Le rein est-il mobile ? la main postérieure reçoit le choc de l'organe lancé vers elle. Elle fait, à son tour, le même geste et renvoie à la main antérieure, immobile à son tour, le rein qu'elle vient de recevoir.

131. — Palpation bi-manuelle.

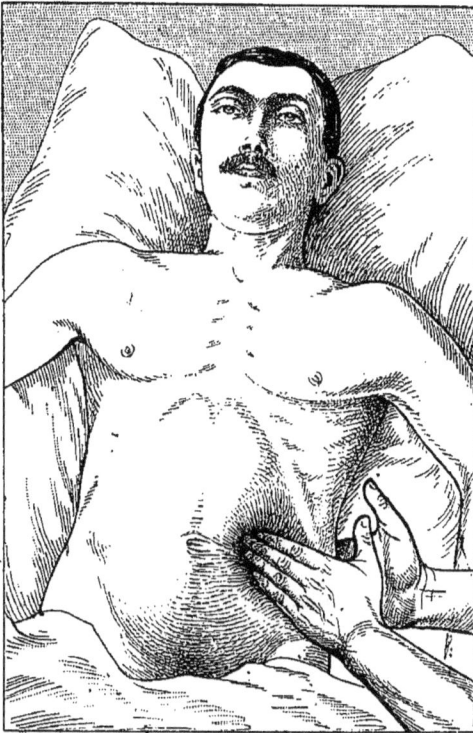

Le malade est dans le décubitus dorsal, avec résolution musculaire complète.

La main droite a pénétré avec douceur entre la dernière côte et l'os iliaque ; elle appuie d'arrière en avant. La gauche déprime, d'avant en arrière, le flanc gauche, jusqu'à ce qu'elle sente la face antérieure du rein.

L'organe est saisi entre les deux mains.

Remarque pour la figure 132.

————

Dans cette technique, le malade doit ne faire aucun effort quand les mains du médecin soulèvent ou dépriment les régions qu'elles ont saisies.

L'attitude du médecin est pénible : il doit fléchir son corps, latéralement, avec une torsion de son rachis, pour bien appliquer sa main inférieure sous la région lombaire du malade ; il doit conserver toute la souplesse de son poignet, souplesse nécessaire à l'enquête qu'il poursuit sur la face postérieure de la glande rénale, d'abord, puis sur l'ensemble de l'organe.

132. — Palpation bi-manuelle du rein.

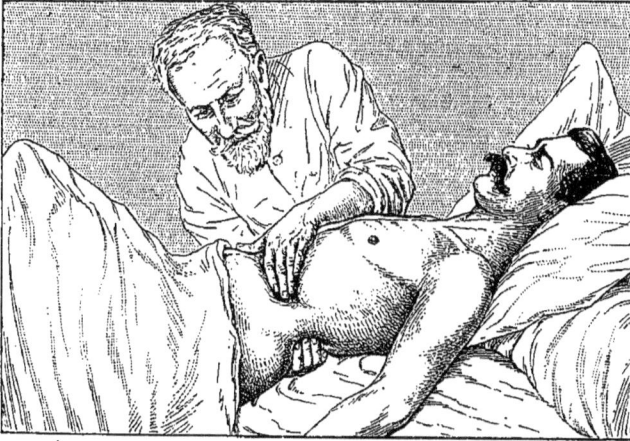

Le malade est couché, en résolution musculaire ; il est à plat ; ses bras sont allongés le long du corps, ses jambes fléchies sur les cuisses et ses cuisses fléchies sur le bassin ; son torse est nu.

Le médecin est du côté opposé au rein gauche, qu'il palpe ici ; son bras droit s'engage sous le tronc et croise la région lombaire ; sa main droite, face palmaire contre téguments, s'applique sur la région du rein palpé : en dehors de la masse sacro-lombaire, elle déprime les parties molles qui s'étendent entre la dernière côte et la crête iliaque. La main gauche, appliquée sur le flanc correspondant au rein palpé, déprime peu à peu la paroi abdominale antérieure, gagne, à chaque expiration, du terrain qu'elle se garde de céder pendant les inspirations, et s'avance à la rencontre de la main droite. Les deux mains, ayant saisi le rein, l'explorent.

EXAMEN DU SQUELETTE

OSSEUX

Indications préliminaires.

Il est important d'éviter de faire, ici, un double emploi avec l'excellent Précis de *Petite chirurgie* de Tuffier et Desfosses auquel nous renvoyons le lecteur pour la technique de l'étude du squelette osseux.

Il nous a paru, néanmoins, utile de rappeler à l'élève-médecin l'obligation où il est de ne jamais oublier de passer méthodiquement en revue l'attitude générale (en station verticale) du malade, sa taille, sa corpulence, la symétrie des deux moitiés constitutives du corps, les proportions des membres et de leurs différents segments, etc.

Dans tous les cas, l'observateur doit faire appel à ses souvenirs précis d'anatomie topographique et de physiologie, pour chaque pièce osseuse qu'il inspecte et qu'il palpe. La moindre déformation, saillie ou dépression anormale, est notée, par lui, avec le plus grand soin et consignée sur la feuille d'observation dont il a charge. Connaissant à fond la morphologie de tous les os, leur développement, leurs points de soudure, il ne laissera échapper aucune défectuosité.

Les cartilages de conjugaison ne sont pas les seuls à surveiller : les cartilages des oreilles, du nez, du larynx et de la trachée, les cartilages costaux présentent, de même, un grand intérêt.

Remarques générales
sur l'examen du squelette osseux.

Lors de tout examen des organes contenus dans les cavités splanchniques, le devoir du médecin est de ne jamais oublier l'inspection et la palpation des parties osseuses recouvrant le viscère soumis à l'étude. En outre, pour n'importe quel sujet en observation, et pour n'importe quelle sorte d'affection soupçonnée, *la révision de l'ensemble du squelette osseux* s'impose. Maintes fois, en effet, un détail, découvert au niveau d'un os ou d'une articulation, viendra éclairer, parfaire ou modifier un diagnostic encore hésitant.

***

Cette bonne habitude, de n'oublier aucune des régions du squelette, condamne, en outre, le médecin à passer en revue les quatre membres et la tête, comme, aussi bien, le tronc et, en particulier, le rachis entier, qu'autrement on négligerait. Il est donc indispensable, quand on examine la *face* d'un malade, ses yeux et ses oreilles, d'inspecter et, en même temps, de palper, les régions frontale, temporales, occipitale et mastoïdiennes de son crâne. De même, au moment de l'inspection de la *bouche* et du *pharynx*, on doit palper les os maxillaires et vérifier l'état de la *dentition* qui intervient d'une façon si manifeste dans les fonctions digestives.

Nous avons signalé, au cours des chapitres de cet ouvrage, de quel intérêt capital est l'étude du *thorax*, lors de l'examen des appareils respiratoire et circulatoire (1). Cependant, il ne suffit pas d'avoir déterminé la forme et les dimensions de la cage thoracique, ou d'avoir repéré telles ou telles côtes utiles aux mensurations des poumons, du cœur ou du foie ; il est tout autant indispensable de mener à fond l'enquête « osseuse » totale du thorax et du rachis. Pour ne citer que quelques exemples, le volume et les inflexions des clavicules, la largeur et la courbure des côtes et des cartilages costaux, la saillie des omoplates et le dispositif des masses musculaires qui les appliquent contre la région dorsale, la ligne des apophyses épineuses et le jeu des segments superposés de la colonne vertébrale fournissent au médecin des données anatomo-physiologiques dont il ne saurait impunément se passer.

Les mêmes remarques s'imposent au sujet du *bassin* et des articulations sacro-iliaques et coxo-fémorales. Quant aux *membres*, les segments osseux et les articulations qui les relient doivent être un sujet quotidien d'étude que complète logiquement l'examen, non moins indispensable, de la forme, du volume et de la consistance du *système musculaire*.

La forme, le volume et le jeu de toutes les *articulations* du corps doivent attirer l'attention du médecin mis en présence de n'importe quel malade,

---

(1) Consulter, à cet égard :
Pour les *côtes*, les fig. 20, 43, 50, 51, 52, 54, 55, 58 et 59 ;
Pour les *clavicules*, les fig. 15, 16, 17, 38, 34, 35, 36, 37 ;
Pour le *sternum*, la fig. 10 ;
Pour les *omoplates*, les fig. 2, 4, 5.

alors même que celui-ci ne se plaindrait d'aucune douleur, d'aucune gêne dans ses mouvements. Pour ne demeurer que sur le terrain « médical » proprement dit, rappelons l'importance décisive de quelques faits cliniques pris dans la pratique courante :

La tuméfaction trop souvent indolore (et, par conséquent, négligée) de l'une des deux articulations sterno-claviculaires, dans la blennorrhagie ;

La laxité anormale (avec effondrement des surfaces articulaires) d'un genou, au cours d'un tabès fruste ;

La réduction des mouvements de rotation de la tête du fémur, chez l'enfant, au début même de la coxalgie tuberculeuse.

Nous ne saurions trop insister, en terminant, sur les services que rendent, chaque jour, à l'hôpital, tant en chirurgie qu'en médecine et même en obstétricie, les *examens radioscopiques et radiographiques du squelette* : le volume, la forme, la structure même du tissu osseux nous sont, désormais, révélés avec une précision scientifique telle que tout clinicien, soucieux de sa responsabilité, ne peut se dispenser de connaître cette nouvelle méthode d'investigation ; il doit la pratiquer avec la même conscience qu'il met, pour tous ses malades, à la recherche de l'albumine et du sucre dans les urines, ou à l'examen microscopique des matières fécales et des produits de l'expectoration.

Remarques à propos de l'examen de la colonne vertébrale ; repérage des apophyses épineuses.
(Fig. 133.)

Le sujet est debout, la tête légèrement fléchie ; il laisse tomber ses épaules et ses membres supérieurs dont les muscles doivent être dans le relâchement le plus complet.

L'observateur s'est placé un peu en arrière ; après avoir examiné les diverses régions du rachis, il recherche (à l'aide de la pulpe d'un doigt) la saillie (le plus souvent, déjà, visible) de l'apophyse épineuse de la 7e cervicale. Plus bas, il découvrira, de même, le relief de l'apophyse de la 4e lombaire, après avoir repéré et compté successivement, de haut en bas, toutes les apophyses épineuses intermédiaires. Une inflexion notable de la colonne lombaire facilite cette dernière recherche.

133. — Examen de la colonne vertébrale.

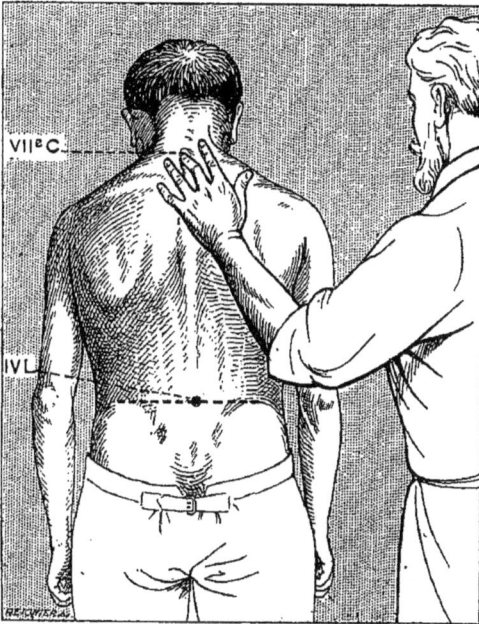

Repérage, par la palpation, des apophyses épineuses vertébrales ; recherche de la saillie de la 7ᵉ vertèbre cervicale.

TABLE DES FIGURES

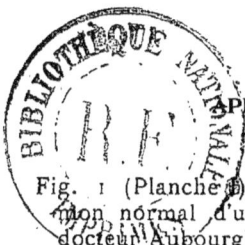

APPAREIL CIRCULATOIRE

Cœur.

Le foie.

APPAREIL URINAIRE

Le rein.

LE SQUELETTE OSSEUX

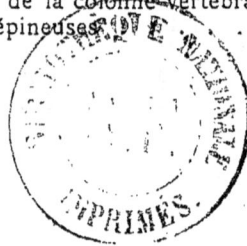

5152-22.—TOURS, IMP. E. ARRAULT ET Cie, 6, R. DE LA PRÉFECTURE

Publications de l'**Union Médicale**, des 13 et 17 octobre 1857.

RECHERCHES EXPÉRIMENTALES

SUR

L'ALBUMINURIE NORMALE

CHEZ L'HOMME ET CHEZ LES ANIMAUX.

PAR

LE Dᵣ CLAUDE GIGON,

Médecin des Hôpitaux et des Prisons de la ville d'Angoulême.

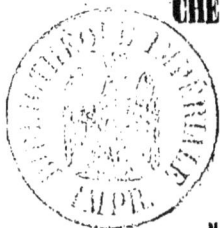

« Je deviens un simple pionnier dans cette
» mine où la vérité git si profondément en-
» fouie. » — BACON, *Lettres* (1).

On a, jusqu'à présent, considéré la présence de l'albumine dans les urines comme un symptôme pathologique; pendant longtemps on l'avait même crue limitée à la néphrite albumineuse ou maladie de Bright, mais l'observation apprit bientôt que ce phénomène était beaucoup plus général qu'on ne l'avait d'abord soupçonné : c'est ainsi qu'on le reconnut dans les urines des hydropiques, dont

(1) In *Bacon, sa vie, son temps, sa philosophie*, etc., par Charles de Rémusat; chez Didier et comp., 1857.

1857

la maladie avait pour cause la compression des gros troncs veineux, surtout celui de la veine cave, dans la cystite cantaridienne,
dans les urines noires ou mélanourie de l'œdème scarlatineuse,
dans les accès d'asthmes violents et prolongés, dans les asphyxies
lentes, quelle qu'en soit la cause, et notamment dans les affections organiques du cœur, dans certains cas de grossesse, et enfin
quelquefois dans la faiblesse considérable avec relâchement des
tissus, comme chez les enfants lymphatiques ou débilités par des
maladies, etc., etc.; mais personne, que je sache, n'a encore
reconnu l'albuminurie comme un fait normal et physiologique
chez l'homme.

L'opinion du prince des chimistes français est même complètement opposée à cette manière de voir lorsqu'il dit : « Les liquides
des excrétions sont *les seuls* où l'on remarque l'absence totale
de l'albumine. » (Dumas, *Chim. phys. et méd.*, p. 346) (1). Cependant, il y a plusieurs années, nous avions soupçonné le fait
général de l'albuminurie normale chez l'homme, mais, faute de
preuves suffisantes, nous l'avions abandonné ; lorsqu'il y a quelque temps, ayant entrepris des recherches sur un sujet de physiologie que nous espérons soumettre avant peu à l'Académie,
nous fûmes conduit à reprendre nos études sur l'urine, et voici
dans quelles circonstances. Nous avions employé le chloroforme
pour rechercher l'iode dans les urines, et nous avions vu naître
chaque fois un précipité épais, blanc, abondant, qui, souvent,
masquait l'apparition des phénomènes de coloration. Nous nous
demandâmes alors si ce précipité ne serait pas l'albumine normale

(1) Déjà Berzélius avait dit : « On indique quelquefois aussi l'albumine parmi
les principes constituants de l'urine. Effectivement, il s'en trouve fort souvent
dans l'urine ; mais c'est *toujours par suite d'un état de maladie* ou du moins
de faiblesse. » (*Traité de chimie*, t. VII, p. 390.) — C'est même l'opinion si formelle de ces deux hommes illustres qui, pendant longtemps, nous a fait hésité
à publier nos expériences.

que nous avions cru saisir à une autre époque; et pour vérifier notre idée, nous entreprîmes un grand nombre d'expériences que nous allons rapporter.

Nous prîmes d'abord, comme terme de comparaison, 10 grammes de blanc d'œuf et 10 grammes de sérum de sang, substances que nous considérâmes, et surtout le blanc d'œuf, comme représentant l'albumine à son plus grand état de pureté; nous en fîmes la dissolution, ou plutôt la dilution dans deux mortiers de porcelaine, avec 200 grammes d'eau distillée, puis 5 grammes de ces substances furent placés dans de petits tubes à expériences, bouchés à l'une des extrémités; 20 gouttes de chloroforme furent ajoutées, et après une agitation de quelques secondes, il se forma au fond du tube un précipité blanc, abondant, compacte; puis nous soumîmes successivement la même solution albumineuse à l'action de la chaleur, de l'acide azotique, de la créosote, de l'alcool, du tannin, de l'azotate d'argent, du bichlorure de mercure, de l'acétate neutre et du sous-acétate de plomb; par tous ces moyens, nous obtînmes toutes les réactions particulières à l'albumine. Cette expérience fut ensuite variée; nous fîmes des solutions d'albumine (sérum et blanc d'œuf) au 5,000e, c'est-à-dire que le blanc d'œuf était au poids total :: 1 : 5,000. A cet état d'extrême dilution, *tous les réactifs* connus de l'albumine furent sans action sur le liquide, de telle sorte qu'une personne, habituée aux moyens usuels d'investigation, n'aurait pas manqué de conclure à la non-existence de l'albumine dans ce liquide; cependant 6 grammes sont versés dans un tube à expérience, puis, par-dessus, 20 gouttes de chloroforme. D'abord il ne se manifeste aucun phénomène; le chloroforme, plus lourd que l'eau, coule au fond; mais ayant fortement agité le mélange pendant deux ou trois secondes, je le laisse reposer quelques minutes, et au bout de ce temps, on remarque au fond un précipité blanc, abondant, compacte, qui évidemment, irrésistiblement, ne peut être que de l'albumine, puisqu'elle y a été mise, et que l'eau distillée seule ne donne lieu à aucun phénomène de précipitation avec le chloroforme, ainsi que je m'en suis assuré.

Ainsi le chloroforme est donc un réactif d'une valeur incontestable, bien supérieure à tous les autres réactifs, et qui pourtant était inconnu jusqu'ici.

On voit, d'après ce qui précède, que, suivant qu'on opère sur une dilution au 20ᵉ ou sur une dilution au 5,000ᵉ, les résultats sont fort différents; dans le premier cas, on a toutes les réactions connues de l'albumine, plus celle du chloroforme; dans l'autre, toutes les réactions connues manquent, le chloroforme seul indique la présence de l'albumine. Je voulus alors m'assurer de la puissance relative de chaque réactif pour déceler la présence de l'albumine, et pour cela j'instituai les expériences suivantes : du blanc d'œuf et du sérum de sang humain furent dilués dans l'eau distillée, de manière à avoir des liqueurs avec 1/20ᵉ, 1/100ᵉ, 1/500, 1/1,000ᵉ, 1/3,000ᵉ, 1/5,000ᵉ, et enfin 1/10,000ᵉ d'albumine en solution; puis ces différentes solutions furent successivement traitées par les réactifs suivants que je classe d'après leur ordre de sensibilité.

Chloroforme.
Créosote.
Tannin (5 gr pour 50 gr d'eau distillée).
Sous-acétate de plomb (10 gr pour 100 gr d'eau).
Acide azotique.
Azotate d'argent (2 gr pour 75 gr d'eau).
Bichlorure de mercure (1 gr pour 75 gr).
Acétate de plomb neutre (10 gr pour 100 gr).
Alcool rectifié des pharmacies.
Chaleur.

D'après ce tableau, le chloroforme est le réactif le plus sûr, le plus sensible de l'albumine, il en décèle des quantités extrêmement minimes, puisqu'il peut aller jusqu'à en précipiter 1/10,000e et même moins. Quand on le verse dans le liquide, rien n'annonce d'abord la présence de l'albumine; mais l'agitation, la succussion la fait bientôt apparaître, et l'on voit se former au fond du tube un précipité d'un blanc d'albâtre, compacte, lorsque l'albumine est abondante, et qui devient perlé si la quantité d'albumine est minime, lorsqu'on arrive, par exemple, au 5/000e et au-dessous. Si on ajoute dans le tube qui contient le précipité albumino-chloroformique une certaine quantité d'acide azotique, le précipité n'est pas dissous; mais si on décante, qu'on ne laisse au fond du tube que le précipité blanc dont je viens de parler, et qu'on ajoute un très grand excès d'acide azotique, voici ce qui se passe.

Le précipité chloroformique de la dilution au 20e n'est pas dissous, le précipité au 100e est incomplétement dissous, mais si on chauffe à un degré médiocre et bien avant d'arriver à l'ébullition, les précipités ci-dessus se dissolvent complétement; d'un autre côté, *tous les précipités*, à partir de la dilution au 500e jusqu'au 10,000e, sont complétement dissous à froid; ainsi, l'acide azotique dissout donc bien l'albumine normale à froid et à chaud; au reste, nous reviendrons plus bas sur ce sujet.

Le précipité chloroformique se comporte aussi à peu près de la même manière avec la potasse. Après avoir décanté le liquide qui surnage le précipité chloroformique, si on ajoute une solution de potasse (20 gr pour 100 gr), le précipité n'est pas dissous, mais si on ajoute un excès de potasse jusqu'à sursaturation, le précipité se dissout très bien à froid, même la dilution au 20e, et le chloroforme est revivifié.

Le chloroforme est non seulement un excellent réactif de l'albumine, mais il a encore cet avantage pour la recherche de cette

2

substance dans des liquides complexes qui contiennent un grand nombre de sels comme l'urine, le sérum du sang, c'est qu'il ne donne aucune réaction avec les solutions salines de l'économie animale, comme je m'en suis assuré (1), il n'agit que sur l'albumine qu'il coagule et précipite, tandis que les réactifs salins ci-dessus énumérés donnent des précipités avec les chlorures, les phosphates, les sulfates, les carbonates de potasse et de soude.

Si, après avoir précipité l'albumine d'une solution à l'aide de quelques gouttes de chloroforme, on décante le liquide de manière à laisser le précipité seul au fond du tube, et si on ajoute un

A Tube à expérience fermé en B.
G Chloroforme.
I Cylindre d'albumine coagulée.
O Liquide de la dilution albumineuse qui surnage le chloroforme et l'albumine.

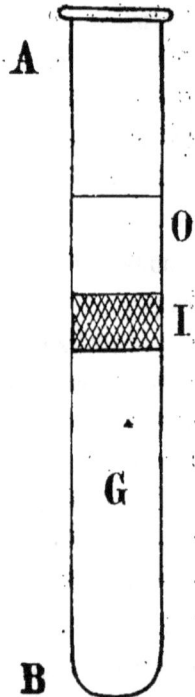

(1) Le chloroforme ne fait naître aucun précipité avec les solutions de chlorures, de sulfate, de carbonate, de phosphate de potasse ou de soude, ni avec la solution d'urée, c'est-à-dire la plupart des substances contenues dans l'urine normale, ainsi que je m'en suis assuré plusieurs fois.

grand excès de chloroforme sur le précipité, après une forte agitation du tube, le précipité n'est pas dissous, on voit, au contraire, les molécules albumineuses se dégager rapidement et se rendre à la partie supérieure du chloroforme, où elles forment peu à peu un caillot ou coagulum cylindrique plus ou moins épais en raison de l'abondance de l'albumine et une sorte de pellicule membraneuse seulement si l'albumine est en très petite quantité ; d'un autre côté, l'eau qui reste, même après la décantation, se place au-dessus du chloroforme et du coagulum albumineux, de telle sorte que celui-ci semble nager entre deux eaux.

Sur les différentes solutions dont j'ai parlé plus haut, j'ai pratiqué cette expérience, et j'ai vu se former des cylindres d'albumine successivement décroissants, du 20e au 10,000e, de telle sorte qu'il serait facile de dire approximativement la quantité d'albumine contenue dans un liquide albumineux quelconque en mesurant l'épaisseur du cylindre.

Ce caillot albumineux se comporte, au reste, avec l'acide nitrique, comme je l'ai dit précédemment, c'est-à-dire qu'il est dissous lorsque le coagulum est en faible quantité, qu'il reste indissous lorsque ce coagulum est abondant. — J'ai voulu aussi essayer la puissance du chloroforme sur l'albumine concentrée ; pour cela j'ai pris 6 grammes de blanc d'œuf que j'ai placés dans un tube à expériences, j'y ai ajouté 6 grammes de chloroforme et j'ai agité fortement ; le blanc d'œuf qui était coulant, presque fluide, s'est coagulé et solidié au fond du tube, mais il a fallu agiter beaucoup plus longtemps que pour coaguler l'albumine qui se trouve dans les solutions très étendues ; cela se conçoit : il faut beaucoup plus de temps pour que le chloroforme se combine avec les molécules d'un corps très visqueux qu'avec les molécules d'une substance d'une fluidité complète. Dans cet état de coagulation complète, j'ai ajouté un grand excès d'acide azotique et le coagulum n'a pas été dissous; mais ce mélange ayant été soumis à une ébullition de quelques instants, ce coagulum a été complétement dissous.

Après le chloroforme, le réactif le plus sensible de l'albumine est la créosote, qui a donné lieu à des réactions jusqu'à la dilution au 5,000e, mais il se trouve dans un ordre très inférieur au chloroforme, car, tandis que celui-ci donne toujours un précipité tranché, évident jusqu'au 10,000e et même au 20,000e, la créosote, dès la dilution au 3,000e, ne produit plus qu'un trouble d'un blanc sale et presque sans caractère.

L'acide azotique, le tannin et les sels métalliques viennent ensuite et à peu près au même rang, ils précipitent ou donnent des réactions jusqu'à la dilution au 1,000e, mais arrivés à la dilution au 3,000e, ils ne donnent plus aucun signe nettement saisissable, sauf le tannin et le sous-acétate de plomb qui manifestent encore très légèrement leur puissance sur l'albumine à cette dose minime.

L'acide nitrique est un des réactifs les plus employés pour reconnaître la présence de l'albumine, si bien qu'on a coutume de considérer une urine ou un liquide comme non albumineux lorsqu'il ne précipite pas par l'acide azotique; les faits qui précèdent prouvent que cette opinion est tout à fait erronée, puisque nous avons fait voir que le chloroforme pouvait déceler la présence de l'albumine dans des liquides qui n'avaient donné aucun signe par l'acide azotique. Ainsi, que l'on prenne de l'eau distillée contenant la 5,000e ou même la 3,000e partie en poids d'albumine (blanc d'œuf), qu'on y ajoute quelques gouttes d'acide azotique, il ne se produit aucun précipité, aucun trouble; mais si dans ce même liquide et *par dessus l'acide azotique*, on ajoute quelques gouttes de chloroforme et qu'on agite fortement, on verra, au bout de quelques minutes, se former le précipité albumino-chloroformique que nous avons précédemment décrit.

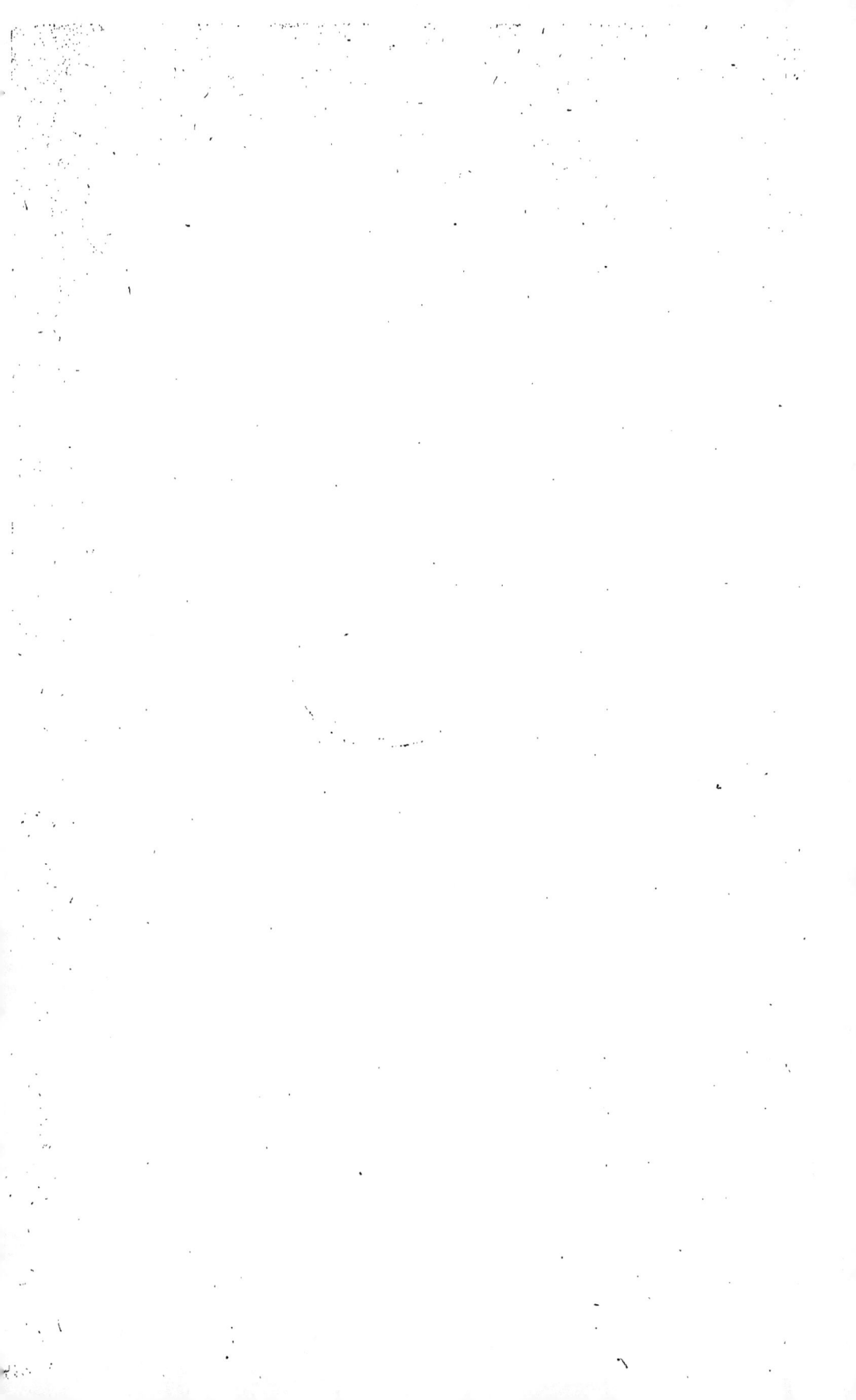

www.ingramcontent.com/pod-product-compliance
Lightning Source LLC
Chambersburg PA
CBHW032302210326
41520CB00047B/815